ÉTUDE MÉDICO-LÉGALE

SUR LES

ECCHYMOSES SOUS PLEURALES

DE LEUR PRÉSENCE DANS LES AFFECTIONS AIGUES

DES VOIES RESPIRATOIRES CHEZ L'ENFANT

ÉTUDE MÉDICO-LÉGALE

SUR LES

ECCHYMOSES SOUS-PLEURALES

DE LEUR PRÉSENCE DANS LES AFFECTIONS AIGUES
DES VOIES RESPIRATOIRES CHEZ L'ENFANT

PAR

Le Docteur Henri CHASSAING,

Ancien Externe des hôpitaux de Paris.

PARIS

LIBRAIRIE J.-B. BAILLIÈRE ET FILS

19, rue Hautefeuille, près le boulevard Saint-Germain

1879

ETUDE MÉDICO-LÉGALE

SUR LES

ECCHYMOSES SOUS-PLEURALES

DE LEUR PRÉSENCE

DANS LES AFFECTIONS AIGUES DES VOIES RESPIRATOIRES

CHEZ L'ENFANT

AVANT-PROPOS

> *Aristoteles etiam male philosophantibus gratiam habendam esse dicit, quod ansam offerant vero inveniendi.*
>
> SERTILLANGES. Préface.

Malgré les nombreux et importants travaux qui ont été publiés sur les ecchymoses sous-pleurales, surtout en ces dernières années, cette question si importante et si discutée est loin encore d'être complétement élucidée.

Après l'avoir longuement étudiée, après avoir suivi avec assiduité les remarquables conférences médico-légales que fait à la Morgue notre excellent maître, le professeur Brouardel, conférences où nous avons puisé de nombreux et utiles enseignements sur cette matière, nous avons cru pouvoir la traiter à un point de vue nouveau, que nous allons faire comprendre par un exemple :

Un nouveau-né est trouvé mort un matin dans son berceau. Rien ne faisait prévoir *à l'entourage* la mort de cet enfant ; une *voisine soupçonneuse* trouve que cette mort *n'est pas naturelle ;* elle le dit en secret, si elle ne le crie pas : le résultat est le même. La mère est bientôt accusée d'avoir fait périr son enfant. La police informe : les charges pleuvent sur la pauvre femme. La justice nomme un expert chargé de faire l'autopsie du petit cadavre. Voici ce que constate le médecin légiste : l'enfant ne porte aucune trace de violence sur le corps ; mais, à l'ouverture, les poumons apparaissent parsemés de petites taches ponctuées, d'un rouge foncé, presque noir ; il y a dans les bronches de l'écume rosée. C'est tout. L'expert va conclure à la suffocation, comme le veut Tardieu ? Non : il dira : « Il existe une affection des voies respiratoires, la bronchite suffocante, qui peut présenter les mêmes caractères anatomiques. C'est une suffocation aussi, mais spontanée et non criminelle. Dans le cas actuel, ne possédant aucun moyen sérieux de diagnostic, je m'abstiens de conclure ; si je devais conclure, l'absence de traces de violences extérieures et de toute autre lésion militerait contre la suffocation violente et criminelle. »

C'est ce que nous chercherons à établir, après avoir d'abord étudié les œuvres de nos devanciers, et jugé l'état actuel de la question.

Nous ne terminerons pas cette introduction sans adresser à M. Brouardel l'expression de notre vive gratitude pour les conseils et les enseignements qu'il nous a donnés. Nous remercions MM. Damaschino, Legroux et Lutaud qui nous ont fait le plus bienveillant accueil.

N'oublions pas M. Caussé, le sympathique médecin légiste d'Albi, pour qui nous avons la plus haute estime et le plus profond respect.

PREMIÈRE PARTIE

HISTOIRE ET CRITIQUE DES ECCHYMOSES

SOUS-PLEURALES

I

ORIGINES DE LA QUESTION

> . . . Viresque acquirit eundo.
>
> VIRGILE.

Les anciens, grands et profonds observateurs, ne nous ont guère laissé de quoi glaner dans le champ de la science. Il est vrai que nos observations offrent plus de rigueur et de précision que les leurs, grâce aux instruments perfectionnés, aux moyens d'exploration plus sûrs, aux ressources plus nombreuses dont nous disposons, grâce surtout à l'élan moderne, qui consiste principalement dans le contrôle et dans l'appréciation contradictoire des phénomènes. Des faits nombreux, bien observés, bien décrits, habilement groupés, assez souvent répétés pour être soumis à des caractères généraux, tels sont, en effet, les matériaux que chacun apporte aujourd'hui à la construction de l'édifice scientifique, construction toujours inachevée. — Mais, il n'en est pas moins vrai que dans les œuvres de ceux qui nous ont précédés se retrouvent, au moins en germe, la plupart des découvertes que nous nous attribuons.

Toutefois, les auteurs n'ont pas cru jusqu'ici que l'origine des ecchymoses sous-pleurales fût bien ancienne, et M. Devergie est cité généralement comme le premier qui les ait entrevues.

Dans une série d'intéressants articles dus à M. Cliquet et publiés en 1878 par la *Tribune médicale* (1), le savant médecin major de l'hôpital Saint-Martin s'étonne « de ne pas voir signalées depuis plus longtemps ces taches ecchymotiques dont l'existence est pourtant si fréquente, et qui sont passées inaperçues même à la fin de la troisième période de la médecine légale où brillent des noms tels que Sue, Marc, Chaussier, Orfila. »

Nous avons été curieux de savoir si réellement il était impossible de trouver, dans les travaux de ceux qui ont précédé notre siècle si fertile en inventions et en doctrines, de quoi prouver qu'ils n'avaient pas laissé passer inaperçues les taches qui nous occupent, taches qui ont acquis depuis Tardieu, et à peu près conservé jusqu'à ce jour une importance si grande et, on peut le dire, si exagérée.

Nous n'avons pas eu le loisir de remonter bien haut dans les annales de la science pour y rechercher et peut-être y trouver la source de cette question. Cette recherche n'eût d'ailleurs présenté aucun avantage au point de vue médico-légal, les ecchymoses sous-séreuses n'ayant joué, devant les tribunaux, aucun rôle avant Tardieu.

Quoi qu'il en soit, si nous nous reportons deux siècles environ avant l'auteur d'une doctrine que Liman qualifie « d'erronée et de dangereuse », nous pouvons voir une première indication de ces taches dans une observation de Thomas Bartholin, que Théophile Bonet, un des créateurs de l'anatomie pathologique, consigne dans son

(1) Cliquet. Des ecchymoses sous-pleurales, de leur existence dans un grand nombre de morts violentes; leur valeur médico-légale, in Trib. méd., n°° 503 et seq.

Sepulchretum, au livre II, section II, *de Suffocatione* (1).

Nous donnons ici cette observation prise sur un *pendu* chez lequel l'immortel médecin de Copenhague trouva les poumons *gros, parsemés d'une couleur bleue, tachetés de rouge, comme du marbre.*

In suffocato et strangulato pulmones spumoso sanguine pleni reperti.

Anatomen virilis cadaveris ob furta strangulati, hominis proceri, sanguinei habituque corporis robusto instituens, inveni pulmones *grandes, variegatos, cæruleos, rubore insperso, marmoris instar*, leves et spongiosos, sanguine spumoso tam plenos, ut non tantum externæ venæ tumidæ ubique in membrana apparerent, sed in dissectione cordis demonstrantem me ferè impedirent. Th. Bartholinus, Histor. XXXII, cent. I, § 31.

Notons qu'il s'agit ici d'un cas de pendaison par supplice.

Bien que ces taches rouges disséminées sur les poumons nous paraissent être des ecchymoses, cependant dans cette observation elles ne sont pas nettement indiquées ; mais, si le doute est légitime dans ce cas, il ne l'est plus dans l'observation XXXI du même *Sepulchretum*. Nous trouvons là, en effet, le récit de la mort d'un jeune homme qui reçut un coup violent dans la poitrine, *ictus vehementer in pectore*, et succomba peu d'heures après. A l'autopsie, Tulpius trouva les poumons parsemés de taches livides très-nombreuses : *pulmones plurimis lividis maculis conspersi*.

Il fait suivre cette observation de longues réflexions sur ces taches, que l'on peut rapporter soit à *l'asphyxie rapide*, soit à *l'usage abusif du tabac (maculas adscribendas forte vel repentinæ suffocationi, vel nicotianæ*

(1) Theophili Boneti, med. doct. Sepulchretum, sive anatomia practica ex cadaveribus morbo donatis. Genève, 2 vol. in-fol., 1679. V. liv. II, sect. II, obs. XXIII.

crebrius assumptæ). Ces réflexions nous montrent que Tulpius confondait les ecchymoses sous-pleurales et les taches d'anthracosis, mais aussi qu'il connaissait l'existence de taches dans les cas d'*asphyxie rapide*.

Plus tard, Littre (1) remarque sur une femme que deux hommes ont étranglée en lui serrant le cou avec les mains, que les poumons sont extrêmement tendus par l'air qu'ils renferment et que leur membrane extérieure se trouve parsemée tout entière de petits vaisseaux dilatés ; mais il ne signale aucune tache.

Pacchioni rapporte (2) que les poumons de ceux qui périssent suffoqués sont remplis d'un sang noir et de mucus, *nigro suffusos sanguine ac muco*, mais ne signale pas non plus les taches déjà observées par Tulpius.

Enfin vient Morgagni. Dans son livre *De Sedibus*, qui parut en 1762, l'illustre anatomiste italien nous apprend que son maître Valsalva vit, sur un *pendu*, les poumons *parsemés de différentes taches comme noirâtres* :

« Vir gracilis, dit-il, consistentis ætatis, ob plura et magna furta suspenditur... Thorace autem, pulmones variis distincti maculis quasi nigricantibus; a pleura tamen soluti... (3) »

Ces *maculæ quasi nigricantes* ne sont-elles pas les *taches d'un rouge très-foncé, presque noires*, de la description de Tardieu ?

Remarquons que c'est encore un cas de pendaison (suspenditur) qui fournit cette lésion dont, un siècle plus tard, un des maîtres de la médecine légale voulut faire

---

(1) Littre. Hist. de l'Acad. R. des sc., ann. 1704, obs. anat. II.

(2) V. Morgagni. De sedibus et causis morborum per anatomen indagatis, 1762. Ep. XIX, 9.

(3) Morgagni. Op. cit., Ep. XIX, 8.

tout d'abord la caractéristique *sine qua non* de l'asphyxie par suffocation.

Si Morgagni a vu des taches sous la plèvre, il a aussi cherché à s'expliquer leur cause. Elles pouvaient bien se rapporter à l'asphyxie, mais il ne veut pas l'affirmer comme un fait certain, car il n'ose pas se prononcer à la légère :

« Varias autem illas, quibus pulmones distinguebantur, maculas quasi nigricantes etsi ad *suffocationem* referri posse non negaverim, tamen neque hoc pro certo affirmem... (1). »

Morgagni, comme ses prédécesseurs, entend par suffocation ce que nous entendons aujourd'hui par le terme générique d'asphyxie. Ce n'est que longtemps plus tard que la suffocation proprement dite fut distinguée comme procédé spécial de l'asphyxie homicide par Ollivier (d'Angers) et par Orfila (2).

Quelques années plus tard, Wepfer constate, dans un cas d'empoisonnement par la noix vomique, que les poumons sont *molles, non inflati, sed aliquantulum collapsi, subrubri, alicubi maculis rubris quasi conspersi* (3).

A partir de ce moment et pendant longtemps les auteurs ne font plus mention des taches sous-pleurales. Ollivier (d'Angers) et Orfila, dans leurs articles sur la suffocation, signalent les lésions extérieures que l'on peut rencontrer dans ce genre de mort, mais ne font remarquer rien de particulier dans l'inspection des organes internes.

(1) Loc. cit., 9.
(2) Ollivier (d'Angers). Ann. d'hyg. et de méd. lég., 1837, t. XVIII, p. 485.—Orfila. Traité de méd. lég., 4° édit. Paris, 1848, t. II, p. 441.
(3) Wepfer. Cicutæ aquaticæ historia et noxæ, 1769, p. 298.

Il faut arriver à M. Devergie pour voir réapparaître cette lésion dans un rapport médico-légal du 2 août 1838, où il décrit les poumons d'un enfant mort d'une fracture du crâne « tachetés de petites ecchymoses superficielles, arrondies, d'une ligne à une ligne et demie de diamètre. »

Mais si la constatation des ecchymoses est certaine, nous voyons que jusqu'ici elles ont toujours été signalées en dehors de la suffocation. C'est le 14 janvier 1841 qu'elles furent trouvées pour la première fois dans un cas d'infanticide par suffocation par Bayard et Roger (de l'Orne). Leur rapport, inséré dans le Manuel de Bayard de 1844 (1), dit que « les poumons sont d'un rouge foncé.,... ils offrent à leur surface de nombreuses *ecchymoses ponctuées.* » Presque en même temps M. Caussé (d'Albi) les rencontra aussi dans un cas d'infanticide par suffocation, et son rapport, déposé aux archives du tribunal d'Albi, à la date du 4 août 1842, nous montre que les poumons volumineux, crépitants, développés, étaient rosés, mais recouverts à la superficie de plusieurs ecchymoses sous-pleurales. Depuis cette époque, le même auteur les remarqua plusieurs fois, mais observant ces cas à de grands intervalles, il n'aperçut aucun rapport de causalité entre l'occlusion des voies aériennes et la production des taches (2).

Bayard et Roger (de l'Orne) attachaient déjà plus d'importance aux ecchymoses sous-pleurales, car, dans leur rapport que nous venons de citer, nous lisons : « La co-

(1) Bayard. Manuel prat. de méd. lég. 1844, p. 256 et 257.

(2) V. la lettre de M. Caussé que nous publions à la fin de notre travail. Voy. aussi la brochure de M. Caussé : De l'asphyxie par suff., etc. 1869, p. 10, 11 et 23.

loration du tronc et des membres, l'état de congestion
sanguine de tous les viscères, et *notamment* les ecchymoses ponctuées des poumons et du cœur, la présence
d'écume sanguinolente dans la trachée artère, sont autant
de signes qui établissent que la mort est le résultat de
l'asphyxie par suffocation. Si l'on a égard à la situation
de la main de l'enfant, qui était plongée presque en totalité dans sa bouche, comprimant avec force la langue et
les lèvres, il est très-vraisemblable que c'est par ce moyen
que la suffocation a été produite. »

Bayard y revient de nouveau en 1847, et cherche à
expliquer leur genèse : « La fréquence des crimes d'infanticide à Paris, dit-il, nous a fourni l'occasion de constater une lésion anatomique dont l'observation ne doit
pas échapper au médecin expert. Toutes les fois qu'un
obstacle mécanique a été apporté à l'acte respiratoire par
l'occlusion des voies aériennes, on trouve des ecchymoses
ponctuées, disséminées sous la plèvre pulmonaire; leur
diamètre est variable. Elles résultent évidemment de la
distension trop grande du tissu pulmonaire par l'air et le
sang, ainsi que des efforts respiratoires de l'enfant. »

II

LA DOCTRINE DE TARDIEU.

> On sert mal la médecine légale en lui de-
> mandant plus qu'elle ne peut faire.
> ORFILA. — Traité de méd. lég.

Tel était l'état de la question en 1855, lorsque Tardieu publia son mémoire sur la mort par suffocation. Cet auteur, frappé de la fréquence des ecchymoses ponctuées dans la mort par suffocation, ecchymoses qu'il trouva non-seulement sous les plèvres, mais encore sous le péricarde et sous le péricrâne, se dit avec raison que si le physiologiste recherche les caractères communs aux divers modes d'asphyxie, le médecin légiste doit s'attacher surtout à leur trouver des différences. S'il existe dans la suffocation un signe qui ne se rencontre dans aucune des autres formes de l'asphyxie, comme la suffocation est le plus souvent le fait de l'homicide, lorsque l'expert trouvera ce signe pathognomonique sur un pendu, sur un noyé, il pourra déclarer que la suffocation a eu lieu avant la pendaison, avant la submersion, c'est-à-dire qu'on n'a pendu ou noyé qu'un cadavre.

C'est précisément ce signe que crut avoir trouvé Tardieu. Un grand nombre d'expériences et d'observations le conduisirent d'abord à affirmer la constance des ecchymoses sous-pleurales dans la suffocation : « Parmi les lésions que l'on rencontre chez les individus, enfants ou adultes, et chez les animaux qui périssent étouffés, les plus importantes et les seules constantes sont, contrairement à ce qui a été professé jusqu'à ce jour, non pas des traces de violences extérieures, mais des lésions qui ont leur siége dans les organes internes, et notamment sur le crâne, le cœur et les poumons. » Mais ces taches ne sont pas seulement constantes dans la suffocation, elles en sont encore le signe caractéristique : « Les ecchymoses sous-pleurales, sous-péricardiques et sous-péricrâniennes constituent les lésions anatomiques vraiment caractéristiques de la mort par suffocation, et sont d'autant plus importantes qu'elles peuvent exister sans la moindre trace de violence à l'extérieur (1). »

En conséquence il refuse d'admettre leur présence daus les autres cas de mort par asphyxie : « Ces signes permettent de distinguer sûrement la mort par suffocation de la mort par submersion, par pendaison et même par strangulation, et fournissent ainsi dans plus d'un cas un moyen précieux de ne pas confondre l'homicide avec le suicide. » Et en effet il dit que chez les noyés on ne remarque jamais les ecchymoses sous-pleurales, pas plus qu'on ne trouve les épanchements sous-péricrâniens et sous-péricardiques. Dans les cas de mort par pendaison les poumons sont d'une couleur noire très-foncée, mais ne présentent à leur surface ou dans leur profondeur ni ecchymoses sous-pleurales, ni foyers apoplectiques (2). Quant à la strangulation, on n'y trouve pas les ecchymoses sous-pleurales ponctuées, disséminées à la surface du poumon, mais on y rencontre quelquefois une altération qui n'est pas sans analogie et qui consiste dans la formation de noyaux appolectiques dans l'épaisseur du tissu pulmonaire, et d'extravasations sanguines dont la dimension varie de celle d'une pièce de 20 centimes jusqu'à celle d'une pièce de 5 francs, toujours plus grande, par conséquent, que dans la suffocation (3). Et de toutes ces données, le savant professeur conclut que la seule présence de ces altérations, *à quelque degré et en si petit nombre que ce soit*, suffit pour

(1) Tardieu. De la pendaison, 1870, p. 292.
(2) Op. cit., p. 42.
(3) Op. cit., p. 167.

démontrer d'une manière positive que la suffocation est bien en réalité la cause de la mort (1).

A cette affirmation catégorique, l'auteur apporte cependant quelques restrictions, il reconnaît que des taches sous-séreuses peuvent se rencontrer dans plusieurs cas particuliers qui sont : 1° les affections hémorrhagiques en général, et surtout le purpura ; 2° certaines formes graves de fièvres éruptives : 3° les maladies pestilentielles, notamment le typhus et le choléra ; 4° les empoisonnements par l'arsenic, le phosphore, le mercure et la digitale ; 5° les affections convulsives, éclampsie, épilepsie ; 6° enfin l'écrasement et la précipitation d'un lieu élevé.

Il est encore des circonstances où, chez les nouveaunés, Tardieu admet l'existence de taches sous-pleurales, en tout semblables à celles de la suffocation : « On les rencontre surtout, dit-il, chez les enfants débiles, nés avant terme ou mal conformes, ou profondément atteints par la longueur et les difficultés du travail de la naissance... Chez ces enfants, les poumons soumis à la docimasie hydrostatique ne surnagent pas et sont restés complétement à l'état fœtal, ou n'ont été que très-incomplétement distendus par l'air. » Il en conclut que toutes les fois que l'on trouvera les ecchymoses sous-pleurales sur des poumons qui, bien qu'appartenant à des sujets nés vivants, n'auront pas respiré, on se gardera d'admettre des violences criminelles, tandis que la lésion conservera toute sa signification lorsqu'elle siégera

____

(1) Op. cit., p. 301.

sur des poumons que l'air aura manifestement péné-
trés.

Telles sont les opinions émises par Tardieu, opinions
que le public médico-légal accepta, dès leur naissance,
avec enthousiasme, mais qui ne tardèrent pas à rencontrer de l'opposition en France et à l'étranger.

La science, dans son acception la plus vaste, est la
connaissance des phénomènes, à quelque ordre qu'ils
appartiennent, et des lois qui les régissent; aussi l'observation et l'expérimentation sont-elles ses plus puis-
sants et ses indispenables auxiliaires.

Mais l'obsevation des faits est souvent difficile et l'in-
terprétation en est toujours périlleuse, surtout en médecine légale. Les faits se présentent rarement dégagés;
ils sont complexes, enchevêtrés, confondus. Pour arriver
à reconnaître et à assigner les lois qui président à leur
accomplissement, à démêler les causes multiples et souvent contradictoires auxquelles ils obéissent, il faut va-
rier et renouveler patiemment les expériences et les
comparer longuement entre elles, afin de saisir dans ce
rapprochement les concordances et les différences; ce n'est
qu'après un grand nombre d'expériences consciencieuse-
ment contrôlées, et lorsque les données paraissent élu-
cidées d'une façon satisfaisante, que l'on peut déduire
avec assurance des conclusions vraiment scientifiques.

C'est assurément après de nombreuses et attentives
recherches, après de sévères et minutieuses comparai-
sons, que Tardieu est arrivé à formuler son opinion
sur les ecchymoses sous-pleurales. Malheureusement on
ne peut s'empêcher de reconnaître, avec M. Legroux (1),

(1) Legroux, Des ecchym. sous-pl., Rapport, 1878, p. 15.

que dans l'édification de sa théorie il a procédé un peu
par affirmation, sans tenir un compte suffisant des opinions contradictoires qu'il semble traiter d'opinions ré-
trogrades, pas plus qu'il ne veut faire attention à quelques
faits qui infirment son opinion. Il s'est laissé séduire par
le résultat qu'il cherchait et l'a considéré trop vite comme
acquis ; c'est ainsi qu'ont été échafaudés, dans d'autres
parties de la science, bien des systèmes que la science
elle-même n'a pas confirmés.

De telles doctrines, outre leur dangereux absolutisme,
ont encore, par le bruit qu'elles font et les discussions
qu'elles soulèvent, de déplorables conséquences pour la
branche scientifique dans laquelle elles se sont produites.
Des esprits distingués se laissent convaincre et les sou-
tiennent, d'autres les combattent et les réfutent, et la
marche du progrès se trouve momentanément arrêtée
ou égarée dans une fausse direction.

III

PARTISANS ET ADVERSAIRES DE LA DOCTRINE DE TARDIEU.

> Toutes les expériences sont bonnes dans
> leurs conditions respectives. Tant que les
> expériences ne sont pas d'accord, c'est
> qu'il y a une ou plusieurs conditions du
> phénomène qui ont échappé à l'expéri-
> mentateur ; c'est qu'on n'est pas arrivé au
> déterminisme expérimental, c'est-à-dire
> qu'on ne connaît pas encore toutes les cir-
> constances dans l'ensemble desquelles se
> produit le phénomène. C'est là le pre-
> blème, car la science, selon l'expression
> de Léonard de Vinci, n'est au fond que
> l'étude des circonstances des choses.
>
> CL. BERNARD.

Avant de passer rapidement en revue les différents

travaux de ceux qui sont venus soutenir ou combattre la
doctrine du maître, il nous paraît utile d'étudier les caractères des ecchymoses sous-pleurales, d'autant plus
que les uns et les autres sont loin d'être d'accord sur
la description de ces lésions.

Voici, en effet, la définition que donne Tardieu de cette
altération anatomique à laquelle il a voulu attribuer une
haute signification : « Ce sont de petites taches d'un rouge
très-foncé, presque noires, dont les dimensions varient
sur les poumons d'un enfant nouveau-né, depuis celles
d'une tête d'épingle jusqu'à celles d'une petite lentille, et
gardent, quoique plus larges chez l'adulte, les mêmes proportions. Leur nombre est excessivement variable: tantôt
réduit à 5 ou 6, il peut s'élever à 30 ou 40, et devenir
dans certains cas si considérable que le poumon offre
exactement l'apparence du granit. On les voit parfois
réunies entre elles et agglomérées de manière à
former des plaques et des espèces de marbrures. Dans
tous les cas elles sont très-exactement circonscrites
et leur contour très-arrêté se détache des parties voisines, et tranche plus ou moins fortement sur la teinte
générale du poumon. Leur siége n'est pas moins irrégulier que leur nombre. Cependant on les trouve le
plus souvent à la racine des poumons, à la base et
principalement sur le tranchant du bord inférieur. Ces
caractères anatomiques ont du reste l'avantage de per-
sister tant que le tissu n'est pas détruit. Leur seule couleur suffirait pour les différencier. Elles sont mieux circonscrites, plus tranchées et formées par du sang coagulé

tandis que les autres sont violaacées, livides, diffuses et constamment fluides (1). »

Telle est l'idée que se forme Tardieu des taches ecchy-motiques, et que partagent tous ses partisans. En effet, Briant et Chandé, dans leurs éditions postérieures aux recherches du professeur de Paris, reproduisent sa description, et admettent même ses opinions sans contrôle.

Blanchard, dans sa thèse inspirée par Tardieu, précise davantage encore les idées de son maître, en distinguant les ecchymoses de la suffocation des extravasations sanguines de la strangulation. « Ces extravasations sanguines, sortes de noyaux apoplectiques, sont des taches noires et entourées d'une auréole rouge ; leur dimension varie entre celle d'une pièce de 20 centimes et celle d'une pièce de 5 francs. Elles occupent en général les bords inférieurs ou les surfaces contiguës des lobes pulmonaires. D'autres fois ces taches sont rosées ou d'un rouge peu foncé, disposées par plaques et affectant la forme d'une éruption de roséole. A cause de leurs grandes dimensions, j'aime mieux donner à ces taches le nom d'extravasations sanguines que celui d'ecchymoses, réservant cette dénomination spéciale pour les petites taches de la grandeur d'une lentille au plus. »

M. Séverin Caussé, un des plus chauds partisans de la doctrine de Tardieu, trouve, à l'autopsie d'un nouveau-né mort d'hémorrhagie intestinale, que « les poumons

(1) Tardieu. De la pendaison, 1870, p. 256 et 259.
(2) Blanchard. Consid. médico-lég. sur les différ. genres de mort violente confondus sous le nom d'asphyxie. Thèse de Paris, 1858.

ne sont pas fortement dilatés, quoique l'enfant ait vécu quelques jours. Ils sont comme contusionnés à leur surface externe et antérieure. Ils présentent en effet, dans ces parties, des taches noirâtres qui ne sont pas du tout le fait de la déclivité du petit cadavre. » Et il ajoute : « L'autopsie de cet enfant avait été faite en vue de rechercher les causes de la mort. Les poumons ont été l'objet d'un examen superficiel ; toutefois j'ai noté le peu de développement de ces organes et les taches noirâtres qui les recouvraient à la surface. » Mais il ne considère pas évidemment ces taches comme des ecchymoses sous-pleurales, car : « ce sont des cas semblables, dit-il, qu'on a objectés à M. Tardieu comme propres à détruire la valeur et la signification des taches sous-pleurales (1). »

On peut voir par ces citations que, pour Tardieu et ses partisans, toute tache qui ne réunit pas au moins les conditions de couleur (rouge foncé, presque noir) et de délimitation des bords n'est pas une ecchymose, mais une suffusion sanguine. La forme et la grandeur de la tache sont des caractères moins importants, puisqu'elle peut constituer une plaque ou une espèce de marbrure.

Cette définition n'est pas celle qu'adoptent les adversaires de Tardieu. Voici, en effet, ce que dit à ce sujet M. Legroux, dans le remarquable rapport qu'il présenta en janvier 1878, après quatre années d'investigations minutieuses, à la Société de médecine légale, au nom de la commission nommée à l'effet d'étudier la question des ecchymoses : « Les suffusions sanguines que l'on peut

(1) Séverin Caussé. De l'asphyxie par suffocation, etc., 1869, page 25.

observer à la surface des poumons se rencontrent sous
plusieurs aspects : tantôt ce sont des taches d'un rouge
cerise ou noirâtres, d'une étendue assez considérable, irrégulières, à contours bizarres…, tantôt elles se rapprochent par leur aspect, leur forme, leur disposition, des
taches de purpura ou des sugillations hémorrhagiques.
En effet, ces dernières, les plus intéressantes au point de
vue que nous envisageons, sont constituées par des taches de couleur rouge sombre ou rouge vif carminé,
quand on les examine à l'état frais, souvent entourées
d'une auréole rosée, de telle sorte que la tache est alors
foncée à son centre et de plus en plus claire à la périphérie ; ces taches ont la forme arrondie d'une tête d'épingle noire que l'on verrait par transparence ; quelquefois,
plus petites, elles ne forment qu'un point ; plusieurs de
ces taches étant très-rapprochées se fusionnent et le bord
de la plaque, ainsi constituée par agglomération, est fes-
tonné ; quelquefois elles ressemblent à des étoiles ; enfin elles peuvent être linéaires ou en coup d'ongle. La dimension de ces taches est variable, depuis celle d'un
point imperceptible (ecchymoses punctiformes, pointil-
lées, ponctuées) jusqu'à celle d'une lentille (tache lenti-
culaire) et même celle d'une pièce de 20 centimes, de 50
centimes et de 1 franc (1). »

Cette description se distingue de la première en bien
des points, mais la différence est surtout sensible en ce
qui regarde la limite de l'extravasation, car, pour M. Legroux, ses contours peuvent aussi être irréguliers, étoi-
lés, festonnés, entourés d'une auréole rosée, et par suite

____

(1) Legroux. Des ecchymoses, etc , 1878, p. 3 et 4.

se confondre plus ou moins avec les tissus voisins. Pour
cet observateur, en un mot, les ecchymoses sont des suffusions sanguines dont la dimension varie d'un point
presque imperceptible à la surface d'une pièce de 1 franc.
« Si la distinction des ecchymoses qui ont la suffocation
pour cause, dit avec raison M. Legroux, repose uniquement sur l'aspect granité ou ponctué, ou en semis, du
poumon, je dis que cette distinction est trop subtile, trop
délicate pour qu'on en puisse faire un signe absolu (1). »
Il est en effet bien difficile de désigner d'une manière
exacte la limite précise où les extravasations sous-pleurales cessent d'être ecchymoses pour devenir suffusions
sanguines, d'autant plus que, sous différentes causes, les
ecchymoses à bords bien nets, taches de Tardieu, perdent
facilement leurs contours tranchés pour s'entourer d'une
auréole concentrique moins foncée et qui ne garde pas
toujours une coloration visiblement différente des parties voisines. M. Descoust, préparateur de M. Brouardel,
qui a fait de nombreuses recherches sur cette altération
anatomique, a souvent observé la facilité qu'ont les ecchymoses de se transformer en suffusions au contact d'un
liquide. Vicq, dans sa remarquable thèse, déclare être arrivé avec lui à transformer en suffusions, par la seule
pression des doigts, des taches obtenues par suffocation (2). Avec cet infatigable observateur, auquel nous
devons, nous aussi, bon nombre de remarques intéressantes sur la matière, nous avons obtenu le même résultat en insufflant, jusqu'à production de l'emphysème mé-

(1) Voyez dans notre appendice, à la fin de ce travail, la note de
M. Legroux.
(2) Vicq. Thèse de Paris, 1878, p. 24.

canique, des poumons ecchymosés, et en les laissant re-
venir sur eux-mêmes.

Cependant, comme c'est sur la confusion faite (à raison, au point de vue médico-légal) entre les ecchymoses
et les suffusions par les adeptes des idées nouvelles que
se basent Tardieu et les partisans de sa théorie pour ré-
futer leurs contradicteurs, nous ne donnerons, pour
notre part, dans les observations que nous rapporterons
plus loin, l'appellation d'ecchymoses sous-pleurales
qu'au *type* présenté par Tardieu, réservant le nom de
suffusion sanguine pour toute tache qui ne présenterait
pas les mêmes caractères.

Faure est le premier auteur qui, après Tardieu, ait en-
trepris des expériences sur les différents genres d'asphyxie. Dans ses expériences, réalisées sur des chiens
qu'il sacrifia indistinctement par strangulation, suffocation, pendaison et submersion, il put voir, disséminées
sous les plèvres, des taches ecchymotiques aussi nettes
et aussi caractéristiques que celle de Tardieu dans la suffocation (1).

En 1861, M. Toulmouche (de Rennes) publia un grand
nombre d'observations d'infanticide par suffocation, sans
faire mention des taches sous-pleurales dans aucun de
ces cas (2).

L'année suivante, l'Allemagne apporte sa protesta-
tion dans un article sur l'importance en justice des ecchymoses sous-pleurales, du professeur Simon, de Ber-

____

(1) Faure. Archives gén. de méd., 1856, t. I, p. 20, 299, 543,
t. II, p. 64.
(2) Toulmouche. Ann. d'hyg., t. XVI, p. 364; t. XVIII, p. 157,
365 Mémoire sur l'infanticide et la grossesse cachée.

lin (1). En même temps, paraît le Traité de médecine légale de Casper qui signale les ecchymoses dans de nombreux cas de suffocation, dans la strangulation (obs. 285),
dans la pendaison (obs. 270), dans l'asphyxie par la fu-
mée de charbon (obs. 259 et 260), et, d'une façon moins
précise, dans un cas de suicide par le chloroforme (obs.
325). Il cite aussi des faits où des ecchymoses sous-
pleurales ont été trouvées chez des enfants mort-nés et
sur des fœtus se trouvant encore dans l'utérus au moment de la mort de leur mère : dans un cas, la mère,
enceinte de huit mois, s'était pendue ; dans un autre, la
mère, enceinte de sept mois, mourut d'apoplexie après
quatorze jours de maladie (2).

Un an plus tard, le Dr J.-B. Garibaldi s'élève aussi en
Italie contre la doctrine de Tardieu (3).

De son côté, Maschka publiait dans un journal alle-
mand une étude sur les ecchymoses sous-séreuses chez
les nouveau-nés, où il déclarait « qu'on les rencontre le
plus souvent chez les nouveau-nés, plus rarement dans
l'enfance et la jeunesse, et très-rarement chez les adultes. » Il y dit avoir trouvé des ecchymoses sous-pleurales chez des enfants nés avant terme et macérés, et
dans l'empoisonnement par le phosphore, par l'acide
prussique et par des champignons vénéneux (4).

En 1867, MM. Desgranges et Lafargue publient dans
la Gazette des hôpitaux des observations desquelles il
résulte qu'ils ont rencontré presque constamment des

_(1) Gazette hebdomad., 1852, p. 102.
(2) Casper. Traité de méd. lég., 1862, t. II, p. 323.
(3) J.-B. Garibaldi. Esame della nuova dottrina di Tardieu sulle
morte per strangolazione, 1863
(4) Maschka. Allg. médiz., Centralzeitung, mai, 1864.

taches sous-pleurales dans les autopsies faites sur des individus morts par suffocation, mais que, dans quelques cas assez rares, ils les ont recherchées inutilement. Quelques cas de pendaison (suicide) leur ont fourni également dix preuves pour et contre la présence de ces taches. Ils en ont trouvé aussi chez des enfants dont la vie propre n'avait pas encore pris la place de la vie fœtale et qui, par conséquent, n'avaient pas respiré et n'avaient pu être suffoqués.

Cette même année, Liman, de Berlin, s'élève énergiquement contre les conclusions de Tardieu, et prétend avoir rencontré des taches sous-pleurales dans la moitié de toutes les asphyxies, et souvent ne les avoir pas vues chez des enfants suffoqués par occlusion des voies aériennes. Cependant il constate que l'on rencontre les taches pétéchiales, comme il les appelle, plus souvent chez les suffoqués que chez les pendus, les étranglés, les noyés (1).

Sabinski (2) s'élève aussi contre la spécificité des ecchymoses punctiformes sur les poumons comme symptômes prouvant, ainsi que Tardieu le soutient, la suffocation.

C'est à la suite de ces attaques que le professeur de Paris revint sur ses premières affirmations et se décida à ajouter quelques réserves aux conclusions trop absolues qu'il avait émises tout d'abord : « Je n'ai pas su, paraît-il, me faire suffisamment comprendre quand j'ai cherché à établir la valeur de certains signes, notam-

____

(1) Liman. Ann. d'hyg. et de méd. lég., 1867, t. XXVII, p. 388.
(2) Sabinski. Signific. méd -lég. des ecchym. de Tardieu dans la mort par suffocation, etc., 1867.

ment des ecchymoses sous-pleurales qui, comme tous les signes en médecine légale aussi bien qu'en médecine clinique, *n'a rien d'absolu et doit être sainement interprété* (1). »

En 1869 parut un remarquable travail de M. Caussé (2), dans lequel l'auteur démontre par des expériences et par quelques observations que les signes donnés par Tardieu comme caractéristiques de la mort par suffocation peuvent manquer, lorsque, dans des circonstances données exceptionnelles, il vient à se produire une hémorrhagie ombilicale, dépendante de l'occlusion des voies aériennes. Ses expériences avaient été faites sur cinq chiens suffoqués par un tampon introduit dans le pharynx, en même temps qu'on leur pratiquait une plaie de la crurale pouvant jouer le même rôle que les artères ombilicales chez l'enfant. Les autopsies faites le lendemain ne révélaient pas d'ecchymoses. — La contre-épreuve fut faite sur deux chiens auxquels on ne pratiqua pas de saignée. Ces deux chiens présentaient des ecchymoses sur leurs poumons.

L'année suivante, Tardieu, citant avec éloge le mémoire de M. Caussé qu'il considère comme d'un très-grand intérêt pour l'histoire de l'infanticide, enregistre la possibilité d'une suffocation sans ecchymoses, en cas d'hémorrhagie ombilicale concomitante (3). Ce fut là la dernière concession que fit Tardieu, et l'opposition subsis-

(1) Tardieu. Ann. d'hyg. et de méd. lég., 1868, t. XXIX, p. 104. Voy. plus loin la lettre de M. Caussé, à l'Appendice.

(2) Séverin Caussé. De l'asphyxie par suffocation, etc., 1869.

(3) Tardieu. Etude sur la pendaison, etc., 1870, p. 250. V. la note de M. Legroux, dans notre Appendice.

sant un temps d'arrêt, sa doctrine devint classique : la plupart des auteurs même oublièrent de signaler les réserves qu'il y avait apportées.

Pendant ce moment de calme, Hestrées signalait la présence des ecchymoses dans l'insolation : « Les lésions anatomiques les plus constantes et les plus remarquables du coup de chaleur, dit-il, se montrent dans la cavité thoracique. On trouve souvent des ecchymoses sous-pleurales disséminées... » Et plus loin : « Les poumons sont congestionnés, présentent des taches ecchymotiques (1). »

La querelle se ranima à l'occasion d'un mémoire que publia le professeur Page, d'Édimbourg, mémoire dans lequel il avait consigné un grand nombre de faits expérimentaux opposés à ceux sur lesquels repose en partie la doctrine de Tardieu (2), et qui fit l'objet d'un rapport de M. Riant à la Société de médecine légale (3).

La même année, la doctrine régnante eut à subir une nouvelle attaque : M. Girard, de Grenoble, fit acquitter un homme accusé d'avoir étouffé sa femme dont le cadavre, trouvé dans un puits, présentait des ecchymoses sous-pleurales. Les experts ayant conclu au crime, M. Girard leur démontra par des expériences positives, que les ecchymoses sous-pleurales se trouvent aussi bien dans la submersion que dans la suffocation et que dans l'un et l'autre cas les lésions sont identiques (4).

L'année suivante, M. Tenneson appelait l'attention de

(1) Hestrée. Etude sur le coup de chaleur, thèses de Paris, 1872, p. 60 et 86.

(2) Page. On the value of certain signs observed in cases of suffocation, 1873.

(3) Annales, t. XLII, p. 180, 1874.

(4) Girard. Gazette hebd., 1873.

la Société de médecine légale sur la valeur des ecchymoses de Tardieu (1), et une commission composée de MM. Devergie, Giraldès, Riant, Tenneson, Legroux, fut nommée le 13 juillet 1874 pour étudier cette question.

Depuis cette époque, un grand nombre de travaux ont encore été faits sur ce sujet :

M. Lancereaux dit avoir constaté des ecchymoses sous-pleurales dans plusieurs cas de syphilis héréditaire (2).

En 1877, MM. Bellini et Filippi, partisans de la doctrine de Tardieu, déclarent que dans la suffocation, comme signe pathognomonique, on remarque la surface des poumons parsemée de petits points ecchymotiques, *nei pulmoni punteggiature ecchimotiche sotto pleurali come segno pathonomonico* (3).

MM. Bergeron et Montano déclarent (4) que dans la submersion « il y a toujours un certain degré de congestion et quelquefois des ecchymoses sous-pleurales ; mais ces ecchymoses qui donnent aux poumons un aspect *tigré* n'ont jamais l'apparence des ecchymoses *ponctuées* de la suffocation. Le signe donné par Tardieu comme caractérisant ce dernier genre de mort conserve donc toute sa valeur et nos expériences viennent le confirmer (5). »

M. Pinard présente à la Société de médecine légale 16 observations relatives à des enfants mort-nés ou ayant peu vécu, chez lesquels il avait trouvé des taches sous-pleurales (6).

(1) Tenneson. Annales, 1874, t. XLII, p. 161.
(2) Lancereaux. Traité de la syphilis, 1874, p. 426.
(3) Bellini e Filippi. Eiblioteca medico-leg., t. II, p. 216, Pisa, 1877.
(4) Bergeron et Montano. Annales, 1877, t. XVIII p. 353, 371.
(5) V. plus loin notre appendice, note de M. Legroux.
(6) Pinard. Annales, 1877, t. XLVIII, p. 546.

Grosclaude confirme par ses expériences celles de Faure, Liman, Page et Girard (1).

Enfin, après quatre années d'études et de recherches, la commission nommée en 1874 a terminé ses travaux, et M. Legroux lit, en janvier 1878, à la Société de médecine légale, son rapport qui conclut à la non-valeur médico-légale des ecchymoses sous-pleurales, en les regardant toutefois comme l'indice d'une mort rapide et violente, surprenant l'organisme dans un état de santé normal ou en apparence normal.

Presque aussitôt les thèses importantes de Déchoudans et de Vicq, les intéressants articles de Cliquet viennent corroborer cette opinion, et le Congrès international de médecine légale ouvert à Paris pendant l'Exposition, le 12 août 1878, déclare à l'unanimité que les ecchymoses sous-pleurales, qui ont été données comme signe indubitable de la mort par suffocation, ne peuvent avoir isolément aucune valeur en médecine légale, les causes qui peuvent les engendrer étant très-multiples.

C'est ainsi qu'a été jusqu'à ce jour combattue et défendue pied à pied cette doctrine qui est une erreur non-seulement nuisible aux progrès de la science et contraire aux plus saines notions de physiologie pathologique, mais encore préjudiciable aux intérêts de la Société et susceptible de détourner les tribunaux du droit chemin de la justice.

(1) Grosclaude. Thèses de Paris, 1877.

IV

ÉTAT ACTUEL DE LA QUESTION.

> Mais les décisions du jury laissent in-
> tactes les questions scientifiques.
> TARDIEU. Affaire Duroulle.

Voici un fait qui vient prouver à quel degré il était nécessaire que la Société de médecine légale se mît à étudier et à discuter la question des ecchymoses sous-pleurales. Nous le résumons d'après des documents qu'ont bien voulu nous communiquer MM. Brouardel et Legroux (1).

Au mois d'août 1876, on trouve, à 6 lieues de Lisbonne, dans un lieu nommé le Sunivel, près de Mafre, un cadavre d'homme qu'on inhume sur place, après une simple inspection de l'habitus externe. Un mois après, la justice ordonne une exhumation que l'on pousse jusqu'à découvrir le cadavre, sans l'extraire de la fosse, ni par conséquent l'autopsier, sous prétexte d'un danger pour la santé publique. Le 8 mars 1877, c'est-à-dire 7 mois après la mort, le juge requiert trois experts pour procéder à une autre exhumation et à l'autopsie.

Voici les particularités les plus importantes qu'ils constatent : les parties molles de l'extérieur de la tête, des jambes et des membres supérieurs n'existent plus, mais tout le reste est conservé. Le cerveau, le foie, les reins, les intestins, la vessie, sont en bon état. Le cervelet est putride. On ne trouve pas la rate. Le cœur n'a rien. Le poumon gauche est mou et diffluent, mais le droit est en bon état pour être

(1) Bento de Sousa, de Sousa Martins e da Camara Cabral. Questão de peritos. A medicina legal no processo Joanna Pereira, Lisboa, 1878. — Da Camara Mello Cabral, da Rocha, de Sousa Nazareth. Quesitos e respostas, Coimbra, 1878.

examiné. (C'est dans le décubitus latéral droit qu'on a trouvé le cadavre). Il existe dans le poumon droit de petits foyers hémorrhagiques, dont le plus grand atteint le volume d'un haricot, et, sous la plèvre viscérale on observe des taches ecchymotiques analogues aux foyers. En même temps, ce poumon permet encore de voir ses veinules gorgées de sang. — Fractures de la première côte de chaque côté et de la seconde gauche ; fracture du larynx.

En présence de ces altérations, et s'appuyant surtout sur l'état du poumon droit, les experts conclurent à l'asphyxie mixte par strangulation et suffocation.

L'accusée, Joanna Pereira, mariée à un médecin très-renommé, soutenait ainsi que ses complices, que son amant, le pianiste Cypriano Soarès, s'était pendu chez elle, et qu'on l'avait porté au loin pour éviter le scandale.

Trois contre-experts furent nommés, qui déclarèrent que toutes les lésions trouvées sur le cadavre pouvaient se rapporter à la pendaison, hormis les fractures de côtes qui avaient pu être faites après la mort. Les accusés furent absous.

L'affaire judiciaire terminée, les médecins voulurent traiter la question scientifique. Ils eurent l'idée de demander leur avis à un grand nombre de professeurs européens. Des réponses de ceux-ci, nous extrayons ce qui a trait seulement aux ecchymoses sous-pleurales, et qui nous fera connaître leur opinion sur ce sujet :

Friedberg, de Breslau : Les ecchymoses ne constituent pas un caractère différentiel. Elles peuvent se rencontrer dans tous les genres d'asphyxie. J'explique leur formation d'une double manière. D'abord la dyspnée produit une subite ampliation du thorax, en vertu d'une violente tentative d'inspiration ; il se fait un espace vide entre la paroi et le viscère, lequel espace agit à la façon d'une ventouse, et produit la congestion du réseau

vasculaire sous-péricardique et sous-pleural et par suite
l'extravasation du sang. D'un autre côté, la dyspnée ex-
cite les nerfs vaso-moteurs, de sorte que les artères, par
une rapide et intense énergie de contraction, lancent le
sang dans le réseau capillaire sous-pleural, qui se con-
gestionne et le laisse extravaser (1).....

Gœdeken, de Copenhague :... Je crois qu'il est fort
hasardeux de tirer des conclusions sur l'état du poumon
droit dans un cadavre, déterré sept mois après la mort.
Je crois que Tardieu a tort en supposant que les ecchymoses sous-pleurales démontrent l'asphyxie par strangulation et par suffocation, mais rendent impossible
l'asphyxie par pendaison ou par submersion; les expériences que j'ai faites à ce sujet sont dans un sens contraire.....

G. Bergeron, de Paris :... Une seconde preuve nous est
donnée de la cause réelle de la mort, par les lésions du
poumon droit. Ces lésions, si caractéristiques, peuvent,
dans certains cas, être retrouvées longtemps après la
mort *et j'admets très-bien que, dans le cas actuel,
après sept mois, ces lésions aient pu être retrouvées.* Il
y avait des foyers hémorrhagiques, et, sous la plèvre,
des taches ecchymotiques. Dans le plus grand nombre
des cas de mort par pendaison suicide, on observe tout
au plus de la congestion des poumons, et je crois qu'aucun
médecin légiste ne peut se refuser à admettre que les
taches ecchymotiques sous-pleurales et les foyers d'apoplexie pulmonaire sont les *meilleurs signes* qui puissent
aider à notre conviction dans cette question, toujours si

---

(1) Quesitos e respostas, p. 187. Les réponses des autres professeurs se trouvent dans Questão de peritos, 2ª parte.

délicate, de la distinction à établir entre les différents modes d'asphyxie (pendaison, suffocation, et strangulation).....

A. Tardieu, de Paris :... On découvre de petits noyaux hémorrhagiques dans le poumon et des ecchymoses sous-pleurales ; on constate des fractures à l'entrée des fosses nasales, au larynx et aux côtes supérieures ; le cervelet n'est plus dans un état reconnaissable. Il n'est pas douteux que la mort ait eu lieu par asphyxie, à la fois par suffocation et strangulation.....

Pallis et Georgaulas, d'Athènes :... Les foyers apoplectiques et les taches ecchymotiques sous-pleurales trouvées dans le poumon droit (le gauche étant diffluent) sont dans l'état actuel de la science des signes certains et indiscutables de la mort par asphyxie. — Cela posé, il se présente la question par quelles manœuvres s'est produite l'asphyxie. Si l'on étudie avec soin les expériences et les observations des médecins légistes et des physiologistes de nos jours, et surtout celles de MM. Tardieu, Faure, etc., l'on ne saurait qu'être convaincu que ces signes sont propres à la mort par suffocation et strangulation ; et qu'on ne rencontre pas ces mêmes altérations dans la mort par pendaison (*Tardieu. Et. méd. lég.* sur la pend., 1870, p. 42) sauf les circonstances dans lesquelles l'autopsie aurait été pratiquée immédiatement après la mort, quand, selon Tardieu (loc. cit.) et Faure (Rech. exp. sur l'asph., 1856), l'on trouverait quelquefois quelques diffusions sanguines sous la plèvre qui se dissiperaient d'elles-mêmes quelques heures après l'autopsie, mais que jamais l'on ne trouve dans les autopsies tardives.....

Iquino y Mendoza, de Cadix :... L'extravasation du sang dans les organes est une preuve qu'un obstacle a gêné la circulation dans ces mêmes organes ; c'est donc un signe d'asphyxie ; mais quoique Tardieu considère cette extravasation comme un signe pathognomonique et exclusif de la suffocation, on la rencontre aussi quelquefois dans la strangulation et même dans la submersion, lorsque l'individu, pour une cause ou pour une autre, meurt avant de remonter à la surface de l'eau. Mais ce sont là, il faut l'avouer, des cas exceptionnels ; je n'en ai rencontré que deux dans ma longue pratique de cinquante ans.....

Toscani, de Rome :... L'idée soutenue par les médecins de la défense, à savoir, les résultats nécroscopiques sont les mêmes dans les différents cas de mort par pendaison, étranglement, suffocation, est absolument fausse. Il y a des lésions internes spéciales qui appartiennent aux différentes espèces d'asphyxie et en permettent la distinction, ou d'une manière absolue, ou du moins dans une ligne de grande probabilité.....

Macédo Pinto, de Coimbre :... Les experts sont de l'avis de la doctrine de Devergie amplifiée par Tardieu ; je n'ajoute pas la même confiance à l'opinion de ces maîtres. Je l'ai trouvée en désaccord avec quelques-uns des faits que j'ai observés pendant les six ans que j'ai occupé la chaire d'anatomie ; et l'étude théorique autant que pratique que j'ai faite de la médecine légale m'a convaincu que ces lésions du poumon, réputées comme des signes caractéristiques permettant de distinguer entre elles les différentes formes d'asphyxie, malgré les travaux des médecins français qui viennent à l'appui de cette doctrine, n'ont pas le caractère absolu qu'on leur a attribué. Si cette doctrine a de la vogue en France, on ne lui attribue certes pas la même importance dans d'autres pays non moins illustres, mais où les études de médecine légale sont plus circonspectes. Je n'attribue donc aux lésions pulmonaires qu'une importance relative en concurrence avec les autres lésions. C'est mon avis pour les autopsies de date récente, à plus forte raison pour celle-ci qui a été faite sept mois après l'inhumation, et lorsque le poumon gauche était déjà réduit en substance pulpeuse.....

Cunha Vianna, de Lisbonne :... La valeur des ecchymoses sous-pleurales n'est aujourd'hui considérée que comme secondaire. On a voulu en faire une preuve de la mort par suffocation ; mais le Dr Liman, et surtout la commission française dont le Dr Legroux a été le rapporteur, ont prouvé que ces ecchymoses pouvaient se rencontrer non-seulement dans les cas de suffocation, mais même dans les cas de mort violente ou non violente. Quant aux foyers hémorrhagiques et aux grandes ecchymoses du poumon que l'on rencontre chez les asphyxiés (Tardieu, Briand, Legrand du Saulle, etc.), on les considère comme un signe caractéristique et pour ainsi dire pathognomonique de l'étranglement. Casper, Orfila, Devergie, Fleschman et d'autres non moins autorisés, n'ont jamais trouvé chez les pendus des hémorrhagies en foyers ou de larges ecchymoses, mais à peine une hyperémie plus ou moins intense.....

Pitta, de Lisbonne :... J'occupais la chaire de médecine légale à Lisbonne, lorsque Tardieu publia ses travaux qui prouvent que l'état pétéchial de la séreuse pulmonaire est la caractéristique de l'asphyxie par suf-

focation. Je comparai cette doctrine avec celle de
Casper qui considère les ecchymoses comme un signe
d'asphyxie; tous les faits sur lesquels ce professeur base
son opinion étaient des cas de mort par suffocation ou
strangulation, mais aucun par pendaison. J'eus l'occasion
d'observer deux cas de mort par pendaison (sans pétéchies) et un seul par strangulation (avec des foyers hémorrhagiques). C'était donc conforme à la doctrine de
Tardieu. Liman, avec des preuves à l'appui, contesta la
valeur de ce signe diagnostique, et je pense dès lors que
les foyers hémorrhagiques sont beaucoup plus fréquents
dans l'asphyxie par suffocation et strangulation, que dans
l'asphyxie par pendaison.....'

Liman, de Berlin :... En 1861, j'ai combattu la doctrine
de Tardieu, en me basant sur l'expérience ; je n'ai pas eu
de raison pour changer d'avis. Hoffmann partage mon
opinion. Les ecchymoses intra et extra-pulmonaires pro-
viennent de la rupture des capillaires au dernier moment
de l'asphyxie ; elle est due à l'augmentation de la pression latérale que doivent supporter ces vaisseaux, et aux
désordres de circulation produits par les convulsions gé-
nérales et le spasme des muscles expirateurs. On ne les
rencontre donc pas seulement dans les asphyxies par
cause mécanique, mais aussi dans celles de cause interne (épilepsie, empoisonnement, anémie, etc.) pourvu
que la mort, dans ces cas, soit produite par asphyxie avec
convulsions. Par contre, elles peuvent quelquefois manquer, parce que, outre les conditions nécessaires pour les
produire, il y en a une autre individuelle et particulière :
le peu de résistance, la délicatesse des parois des vaisseaux. C'est pour cela que l'on rencontre les ecchymoses

surtout chez les nouveau-nés, et qu'elles deviennent plus rares dans un âge plus avancé. D'après moi, de l'existence des ecchymoses, on ne peut rien conclure pour la mort par strangulation dans le cas actuel, même quand il serait certain qu'elles ont été produites pendant la vie. A peine prouveraient-elles qu'il y a eu asphyxie.....

On voit, par ces quelques citations, quelle est l'importance qui s'attache à l'étude des ecchymoses souspleurales. Dans le cas que nous venons de rapporter, l'hypostase nous paraît être la seule raison que l'on puisse raisonnablement invoquer pour expliquer la présence de ces diffusions sanguines trouvées sur le poumon droit d'un cadavre couché pendant sept mois dans le décubitus latéral droit. Dans un récent travail sur *les principaux phénomènes cadavériques considérés sous le rapport médico-légal*, Hoffmann (1) insiste sur la nécessité de ne pas confondre ces hypostases internes avec des phénomènes pathologiques, erreur plus d'une fois commise, et qui n'est pas toujours facile à éviter.

Il est une altération *post mortem* qui nous a été signalée par M. Descoust, et que nous avons observée nous-même dans maintes autopsies, altération d'autant plus remarquable qu'elle offre l'apparence des ecchymoses ponctuées, à bords nets, décrites par Tardieu, avec lesquelles elle a pu être souvent confondue. Cette lésion se forme à l'autopsie même, au moment où l'on enlève la paroi antérieure du thorax, chez les sujets qui présentent des adhérences pleurales plus ou moins nombreuses.

(1) Viertelj. Schrift für ger. Med. und off. Sanit., nouv. série t. XXV et XXVI.

Ces adhérences, en se déchirant au niveau du poumon, laissent apparaître une petite érosion de la plèvre viscérale au fond de laquelle se montre le tissu pulmonaire. Un moyen bien simple de ne pas confondre cette lésion avec une ecchymose consiste à la regarder à la loupe ou horizontalement à la lumière du jour, et l'on voit qu'elle offre l'aspect d'une petite cupule, au lieu de la légère saillie d'une ecchymose.

Les ecchymoses ont pu encore être confondues, comme le dit M. Legroux, avec les taches noires qui marbrent si souvent la surface du poumon humain. Nous avons pu constater nous-même combien il est facile de faire cette confusion dans certains cas, notamment chez un chauffeur de locomotive mort d'une fracture du crâne en tombant de sa machine. Dans ce cas, il nous a été fort difficile de distinguer quatre à cinq ecchymoses sous-pleurales au milieu de nombreuses taches d'anthracosis dont les poumons étaient remplis.

Les ecchymoses ne disparaissent ni par la pression, ni par le lavage, ni par le grattage . « Cependant, nous dit M. Legroux, il faut savoir que sur les pièces fraîches, ainsi qu'on l'observe sur les animaux qui viennent d'être sacrifiés, beaucoup de ces taches disparaissent quand on ouvre le cœur, quand on coupe les gros vaisseaux pulmonaires, ou bien encore quand on insuffle les poumons immédiatement. Il n'en est pas de même lorsque les lésions sont moins récentes, lorsqu'on pratique l'autopsie longtemps après la mort; le sang a perdu sa fluidité, les coagulations sont complètes, les taches dès lors ne disparaissent plus par la section des vaisseaux ou l'insufflation; au contraire, même si parfois l'aspect ecchymotique s'est un

peu atténué sous l'influence de la putréfaction, l'insufflation du parenchyme pulmonaire les rend plus percepti-
bles, ou même permet de les observer alors qu'on n'en
soupçonnait pas la présence. Cette dernière remarque
due à M. le Dᵣ Faure est de la plus haute importance en
médecine légale (1). » Il est donc possible de diagnosti-
quer ces taches ecchymotiques des taches brunâtres, lie
de vin qui marbrent quelquefois la surface du poumon.
Ces dernières résultent du refoulement du sang vers le
système veineux central qui se fait après la mort, et de la
stase cadavérique. Elles disparaissent toujours par l'insufflation du poumon, à moins que la décomposition ne
soit trop avancée.

Dans son savant rapport, qui a fait faire un grand
pas à la question qui nous occupe, M. Legroux cherche
aussi à définir, au moyen du microscope, les caractères
de ces épanchements sanguins. Ses observations portent
tantôt sur des poumons desséchés après insufflation,
tantôt sur ces organes durcis dans l'alcool. « La plèvre,
nous dit-il, apparaît soulevée, détachée, séparée des
alvéoles et du tissu péri-alvéolaire de la tranche du parenchyme par un amas de globules rouges pressés les
uns contre les autres et formant une sorte de petite
lentille plan-convexe dont la convexité est tournée vers
la plèvre, et la surface plane repose sur la surface même
du poumon. Les alvéoles voisines sont remplies d'air,
leurs interstices sont normaux, si bien que le microscope démontre péremptoirement qu'il s'agit bien là de
vraies hémorrhagies sous-pleurales ayant décollé la

____

(1) Legroux. Loc. cit., p. 4.

plèvre de la surface du poumon, mais n'ayant pas pénétré profondément dans le parenchyme alvéolaire (1) . »

Dans certaines circonstances, ces altérations ne se montrent pas seulement sous la plèvre; on peut les rencontrer sur divers autres organes, la surface viscérale du péricarde, la surface du crâne, les méninges cérébrales, la muqueuse stomacale. M. Charcot en a rencontré une fois sur le péritoine à l'autopsie d'un homme mort d'endocardite ulcéreuse (2) .

Voici comment, dans son bel ouvrage sur les grands processus morbides, M. Picot rend compte des caractères différents avec lesquels se présentent les ecchymoses sous-pleurales :

« Ces lésions seront essentiellement différentes, suivant la marche même de l'asphyxie. Dans les cas où la mort surviendra avec rapidité, soit à la suite de la pendaison, de la strangulation, de la privation totale de l'air ou de la pénétration dans les voies aériennes d'un corps étranger oblitérant complétement le passage des gaz, on constatera du côté des voies respiratoires les changements anatomiques suivants : ... Les poumons, plutôt rosés que fortement congestionnés, à l'exception de la base, montreront des taches ecchymotiques sous-pleurales en plus ou moins grande abondance. Ces taches, et même de fines hémorrhagies collectées en foyers, pourront se retrouver dans le parenchyme pulmonaire. La raison de la production de ces lésions diverses est, je le crois, facile à saisir : lorsque l'air vient

(1) Loc. cit., p. 6.
(2) Charcot. Leç. sur les mal. du syst. nerv., t. I, p. 73, note.

à faire défaut, pour une cause quelconque, à l'appareil respiratoire, et que les puissances musculaires persistent à produire la dilatation du thorax, le vide créé dans la poitrine ne peut plus être comblé ; le sang, dès lors, à chaque inspiration, fait irruption avec force dans les vaisseaux pulmonaires, et c'est en raison même de la force de la pénétration qu'il amène la rupture vasculaire. Si l'asphyxie a une marche lente, comme dans les cas de tumeur comprimant le larynx, d'obstacles à la pénétration de l'air se développant lentement dans les voies aériennes, c'est alors que le cœur peut renfermer ces caillots volumineux et consistants décrits par Faure ; c'est alors que dominent les congestions pulmonaires, accompagnées de taches d'un rouge-cerise, et parfois même de noyaux apoplectiques siégeant à la surface des poumons et dans l'épaisseur de leur tissu (1). »

Quant au mode de formation des taches sous-pleurales, il n'est pas encore connu, et une grande obscurité règne sur leur pathogénie. Vicq, qui les a étudiées à ce point de vue spécial, cite une expérience faite par M. Descoust dans le but de voir s'il est possible de se rendre compte du moment exact où se forment les ecchymoses (2). M. Vulpian a cherché aussi à voir se former ces taches. Ces deux expériences n'ont pas réussi selon le désir des observateurs. M. Descoust les a répétées devant nous sans arriver encore à un bon résultat, et il se propose de les recommencer. Il est à désirer qu'elles réussissent, et un

(1) J.-J. Picot. Les grands processus morbides, 1878, t. II, page 45.
(2) Vicq. Thèses de Paris, 1878, p. 56.

grand pas sera fait dans l'étude de la genèse de cette altération.

Quoi qu'il en soit, trois théories sont actuellement en présence :

1° La plus ancienne, que nous appellerons théorie *respiratoire*, qui a pour adhérents Bayard, Liman, Page, Caussé(1), Picot(2), et qui attribue la rupture vasculaire aux efforts de la respiration.

2° La théorie *circulatoire* qui a eu d'abord pour but d'expliquer la formation des ecchymoses chez les enfants n'ayant pas respiré. Cette théorie admise par Tardieu, Jaccoud, attribue la production des taches à l'arrêt ou à la diminution de l'activité cardiaque.

3° La théorie *vaso-motrice*, soutenue par Legroux, Vulpian, Vicq, qui attribue la rupture des capillaires à la contraction brusque et spasmodique de ces vaisseaux, sous l'influence des vaso-moteurs, dont l'action est amenée soit par cause directe, soit par cause réflexe.

Nous ne nous arrêterons pas à discuter la valeur de ces diverses théories, et nous renverrons pour leur étude le lecteur à l'excellente thèse de Vicq qui les a très-bien exposées.

Tel est, sur cette question, l'état de la science à l'heure actuelle.

Les ecchymoses sous-pleurales ont été rencontrées, en dehors de la suffocation et des affections dans lesquelles Tardieu admettait leur existence, dans une foule de circonstances variées, dont le nombre augmente chaque jour et ira toujours en croissant à mesure que les expé-

(1) V. notre appendice.
(2) V. plus haut.

riences, les observations et surtout les moyens d'investigation faciliteront les recherches. En outre, la science possède un certain nombre de cas de suffocation évidente où ces lésions ont manqué soit dans des nécropsies, soit dans des expériences.

Dechoudans ayant exposé en détail tous ses différents cas (1), nous choisissons pour les rapporter ici, parmi les nombreuses observations que nous possédons, celles qui concernent seulement des affections dans lesquelles on n'a pas signalé, jusqu'à ce jour, la présence des ecchymoses sous-pleurales, ou dans lesquelles on ne les a signalées que rarement.

Obs. I. — Erysipèle de la face.

X..., âgé de 29 ans, entre à l'hôpital St-Antoine le 17 février 1878, service de M. Brouardel, salle St-Augustin, lit nº 2.

Ce malade est atteint d'un érysipèle de la face dont le début est difficile à déterminer : on n'obtient pas de renseignement précis sur ce point, et nous supposons que l'affection a commencé le 10.

Le jour même de son arrivée, le malade tombe dans un coma profond ; le lendemain survient un délire très-agité. La température est très-élevée : elle atteint 40°, 2 le jour de la mort qui arrive le 21 du même mois.

Autopsie pratiquée le 22 février, 18 heures après la mort. ....Au niveau de la circonférence inférieure du poumon droit et en arrière, il existe 8 ou 10 ecchymoses ayant à peu près le volume d'une tête d'épingle, offrant la même teinte rouge sombre.

A la face externe de ce même poumon existe un épaisissement de la plèvre viscérale, et dans ce point on trouve encore quelques ecchymoses sous-pleurales.

(1) Dechoudans. Thèse de Paris, 1878, p. 44 et s.

Dans le bord postérieur il y a une teinte rouge diffuse avec des tons différents, qui rappelle celle que l'on trouve chez les noyés. La coupe du poumon révèle une congestion pulmonaire très-intense.

Obs. II. — *Intoxication par le cyanure de potassium* (1).

Le 1er mars 1878, le corps d'un homme de 32 à 34 ans, assez robuste, est trouvé dans le bois de Vincennes. A côté de lui on ramasse un papier dans lequel il dit qu'il se donne la mort parce que sa femme l'a abandonné, et un petit flacon contenant trois morceaux de cyanure de potassium cristallisé. Cet homme a travaillé, paraît-il, chez un marchand de produits chimiques ; au moment de sa mort il était employé chez un boulanger. Sa femme déclare ne l'avoir pas vu depuis huit jours.

Autopsie. On remarque sur toute la surface du corps des lividités très-prononcées, plus prononcées qu'elles ne devraient l'être au bout de huit jours de décès ; on voit sur les cuisses et surtout à la partie supérieure et antérieure du thorax, au milieu de ces lividités, comme un semis de taches un peu violacées, beaucoup plus marquées au niveau du thorax. La langue et les lèvres paraissent scarifiées superficiellement ; ces parties sont livides, on y trouve des mucosités sanguinolentes. Les yeux ne sont pas encore altérés et on reconnaît la couleur de l'iris, les culs-de-sac de la conjonctive sont très-injectés ; sur les phalangettes de la main droite quelques morsures de rat.

Au moment où l'on procède à l'ouverture du thorax, il se dégage une odeur assez prononcée d'amandes amères. Les poumons sont d'une couleur lie de vin et présentent «de nombreuses ecchymoses sous-pleurales.» En les détachant, il s'échappe des vaisseaux qu'on divise une assez grande quantité de sang noir, épais, comme poisseux ; après avoir été lavés ils conservent encore leur odeur d'amandes amères ; ils sont crépitants ; à la coupe ils présentent une

(1) Obs. communiquée par M. Brouardel.

couleur sombre lie de vin et laissent échapper un sang noir
et épais. Un peu de liquide dans le péricarde, « pas de trace
d'ecchymoses. »

A l'ouverture du cœur, le ventricule droit contient le
même sang noir, épais, poisseux, sans caillots, la membrane interne de l'aorte est légèrement imbibée et teintée
par la matière colorante du sang.

Reins. — Rien de caractéristique; ils sont un peu congestionnés, et se laissent facilement décortiquer.

Foie. — Le foie est d'un jaune clair, marqué de petites
étoiles dues probablement à l'injection des vaisseaux su-
perficiels. La vésicule est remplie de bile et contient des cal-
culs irréguliers, framboisés. Le foie a subi une dégénéres-
cence graisseuse absolue ; à la coupe, il est très-gras dans
toute son étendue ; son poids est de 2,350 grammes. Rien
dans la boîte crânienne ; les méninges paraissent congestionnées.

Le cerveau est ramolli. On détache l'œsophage et l'estomac après les avoir préalablement liés, pour en faire un
examen ultérieur ; dans la partie thoracique de l'œsophage
qui reste on ne remarque rien de particulier. — En exami-
nant de nouveau la langue, on voit qu'elle est couverte de
mucosités sanguinolentes à sa partie postérieure; qu'elle est
livide, infiltrée ; mais on se demande si ce n'est pas là un
effet de la putréfaction ; les glandes de sa partie postérieure
sont plus saillantes que d'ordinaire; pas d'ulcérations. Quant
à l'orifice buccal qui avait paru excorié, on se demande encore si cela ne tiendrait pas à la putréfaction. Il est à remarquer que le sang, dans toutes les parties, est noir, épais et
sans caillots.

Obs. III. — *Suicide par le cyanure de potassium. Autopsie pratiquée à la Morgue,* le 28 mai 1878, par M. Brouardel.

Le cadavre est celui d'une femme paraissant âgée de
25 ans, vigoureuse, bien constituée. La rigidité cadavérique
n'existe plus que dans les muscles de la mâchoire inférieure.

Leur contraction a fortement imprimé les arcades dentaires dans la langue qui fait saillie entre elles.

On ne constate sur les diverses parties du corps, ni sur la peau, ni dans le tissu cellulaire sous-cutané, de traces d'ecchymoses ou de suffusion sanguine.

Les lèvres et les parois de la cavité buccale sont couvertes par un magma formé de magnésie calcinée et de mucosités. La muqueuse ne présente pas de trace de brûlure ; il en est de même du pharynx et de l'œsophage.

Au moment où nous ouvrons la cavité thoracique, nous sentons distinctement une odeur très-nette d'amandes amères. Cette odeur devient encore plus prononcée lorsque le couteau ouvre le péritoine. Cette circonstance nous fait penser à la probabilité d'une intoxication par un cyanure, et la crainte de laisser éliminer l'acide cyanhydrique qui est essentiellement volatile nous oblige à précipiter les recherches nécroscopiques et à enfermer immédiatement dans des flacons bouchés tous les viscères, pour les soumettre à l'examen chimique. Nous nous bornons momentanément à constater leur aspect extérieur.

Le tissu cellulaire péricrânien est le siége « de larges suffusions sanguines ». Les os du crâne ne sont pas fracturés. Les méninges sont congestionnées et d'une couleur gris bleu. L'encéphale est très-congestionné ; mais on n'y découvre aucune lésion.

Les deux plèvres contiennent de la sérosité sanguinolente (1/3 à 1/2 litre). Les poumons ne sont pas très-congestionnés, ils sont très-crépitants, et offrent « des taches nombreuses ayant l'aspect et la forme des ecchymoses souspleurales ; elles n'en diffèrent que par leur couleur gris bleu ».

Le péricarde renferme un peu de liquide séreux. Le cœur est en contraction tétanique ; les ventricules et les oreillettes sont vides. En coupant le cœur, il ne s'écoule pas une goutte de liquide sanguin. Les gros vaisseaux contiennent du sang extrêmement fluide, qui, examiné au spectroscope, donne les réactions normales.

Le péritoine contient aussi une certaine quantité de sérosité sanguinolente.

Le foie est très-congestionné.

L'estomac n'est pas perforé, mais ses vaisseaux dessinent des arborisations rouges, très-gonflées par le sang. Le péritoine qui recouvre l'intestin est tacheté par « des suffusions sanguines très-nettes ».

La vessie ne contient pas d'urine.

La rate et les reins paraissent sains.

Dans cette observation, nous considérons les taches nombreuses disséminées sous la plèvre comme des ecchymoses sous-pleurales, dont elles représentaient parfaitement le type. Leur couleur *gris bleu* tenait-elle à la présence du poison dans le sang ? Les ecchymoses que nous signalons dans le cas précédent paraissent infirmer cette hypothèse, et nous n'avons pas observé d'autres cas qui soient venus l'appuyer. Nous nous proposons de faire des recherches à ce snjet.

Obs. IV. — *Enfant mort-né (fœtus de 6 mois). — Accouchement au forceps. — Fœtus macéré mort au moins depuis deux jours.*

A l'autopsie, faite par M. Brouardel, nous avons pu constater « de magnifiques ecchymoses sous-pleurales typiques, caractéristiques », disséminées dans l'étendue des deux poumons.

L'autopsie fut faite tardivement, alors que déjà le fœtus était en pleine putréfaction (4 jours après la mort). Le poumon était creusé de petites vacuoles disséminées, de petites ulcérations comme faites à l'emporte-pièce et occupant sa surface.

On trouvait exactement la même disposition sur le foie. C'étaient là évidemment des lésions dues à l'état avancé de décomposition du sujet.

Nous avons observé des ecchymoses sous-pleurales sur un grand nombre d'enfants mort-nés, et principalement dans des cas de présentation par le siége. Nous nous contentons de les mentionner ici, parce que ces cas ont déjà été signalés. Si nous reproduisons l'autopsie ci-dessus, c'est qu'elle présente de l'intérêt au point de vue de la genèse de cette altération que quelques auteurs ont attribuée au traumatisme cérébral dû au forceps. Or, ici l'enfant était mort lorsque l'opération a eu lieu. Il faut donc invoquer un autre mécanisme. A moins d'admettre la production de ces ecchymoses *post mortem*, on ne peut l'expliquer que par la suffocation au moment de la mort.

Nous publions aussi l'observation suivante, qui est intéressante au point de vue docimasique, et sur laquelle nous appelons l'attention des médecins légistes (1) :

Obs. V. — Hôpital de la Pitié. Service de M. le Dr Brouardel. Fœtus du sexe féminin, né à 7 mois et demi, ayant vécu 38 heures. Les poumons ne surnagent pas.

Autopsie 20 heures après la mort.
Poids, 1,090 grammes.
Longueur, des pieds à la tête : 39 centimètres.
Longueur, de l'ombilic au sommet de la tête : 21 centimètres et demi.
Persistance de la bosse sanguine de l'accouchement.
Ecchymoses ponctuées sous-épicrâniennes.
Les vaisseaux des méninges sont très-injectés.
Il existe « des suffusions sanguines » dans les méninges.
Dans le ventricule latéral droit, il existe un caillot sanguin assez considérable, et il y a également un peu de sang dans le 4ᵉ ventricule.

(1) V. Séverin Caussé : Des preuves de la vie en matière d'infanticide, 1878, p. 20 et 21.

*Les poumons et le cœur jetés dans l'eau vont de suite au fond
du vase, et, séparés du cœur, les poumons vont également au fond.*

On observe sur le lobe inférieur du poumon droit une petite tache semblable à une tache de mousse.

Il existe des « ecchymoses sous-pleurales » sur les deux poumons, et des ecchymoses sous-péricardiques.

Le méconium est dans les dernières parties du gros intestin, jusque dans le rectum.

Tardieu a signalé des ecchymoses sous-pleurales dans l'épilepsie. Ce fait, observé par quelques auteurs (1), est encore trop rare pour que nous nous dispensions de donner l'observation suivante :

Obs. VI. — Épilepsie.

Marie Benoît, âgée de 17 ans, meurt pendant une attaque d'épilepsie.

Autopsie de M. Brouardel, le 17 août 1878.

La peau qui recouvre le crâne est doublée par quelques ecchymoses sous-épicrâniennes. Une tache ecchymotique très-large siège sur la suture bipariétale ; une autre à la partie postérieure du crâne.

Les enveloppes de l'encéphale sont très-congestionnées ; l'encéphale l'est également dans ses diverses parties. En aucun point on ne trouve de foyer hémorrhagique ou de ramollissement. Les ventricules sont dans leur état normal. Autour du bulbe et de la protubérance, le réseau vasculaire semble congestionné. La coupe du bulbe et de la protubérance ne permet de distinguer rien d'anormal.

Le larynx et la trachée sont remplis par des mucosités spumeuses abondantes et un peu visqueuses. Leur muqueuse est assez rouge.

Les plèvres renferment un peu de sérosité légèrement sanguinolente. A la face postérieure du lobe inférieur droit on

-----

(1) Voisin. Dict. de méd. et de chir. prat., 1870, t. XIII, p. 610 ; — Liouville. Comptes-rendus de la Soc. de biologie, 1870.

trouve *quelques petites ecchymoses sous-pleurales*, mais pas de plaques d'emphysème.

A la coupe des poumons, il s'écoule une quantité considérable d'écume bronchique ; les poumons sont congestionnés ; ils ne renferment pas de noyaux apoplectiques. Au sommet du poumon droit existent quelques tubercules crétacés, entourés de tractus fibreux, de sclérose partielle du poumon, avec une petite cavernule (lésion ancienne, sans importance actuelle).

Le cœur est flasque, mou, sans caillots. Il n'y a pas de lésion valvulaire.

La langue est assez grosse ; on découvre à sa pointe et sur son bord gauche des traces de morsures récentes.

L'estomac est absolument vide ; on y constate quelques suffusions sanguines.

Le péritoine renferme un peu de sérosité sanguinolente.

Le foie est gras, congestionné.

Les reins sont difficiles à décortiquer et très-congestionnés.

Obs. VII. — *Brûlures par la vapeur d'eau.* (Autopsie du cadavre de la fille Labrosse (Alixe), brûlée dans un bain de vapeur, faite le 7 décembre 1878, par M. Brouardel.)

Le cadavre est celui d'une femme bien constituée, assez grasse, paraissant âgée de 30 ans environ.

Toute la surface de la peau est couverte de larges plaques de brûlures. Elles siégent principalement sur la partie antérieure du corps......

Sur aucune de ces brûlures on ne voit une seule phlyctène ; dans les points où l'épiderme est détaché, la surface du derme est séchée : elle n'est pas humidifiée par de la sérosité. Les plaques de brûlures, notamment celles des régions mammaires, épigastrique et sous-ombilicale, sont piquetées par un fin pointillé hémorrhagique. *Ces brûlures ont donc été faites pendant la vie.* Sur d'autres régions, aux bras aux cuisses, ce piqueté n'existe pas, on distingue seulemen. les réseaux du système vasculaire qui semblent injectés......

Sous le cuir chevelu se trouvent une ecchymose au niveau

de la partie postérieure du pariétal gauche, et une suffusion sanguine au niveau du frontal du même côté. Celle-ci correspond à une large brûlure qui existe sur le front.....

L'encéphale est petit, non congestionné, il ne renferme aucune trace de foyer apoplectique ancien ou récent.

Le larynx est dépouillé de son épithélium ; il est plein de mucosités spumeuses ; sa muqueuse est couverte d'un piqueté hémorrhagique. La trachée et les grosses bronches sont remplies par une spume abondante, assez visqueuse, finement aérée, rougeâtre. La muqueuse des grosses et des petites bronches est très-rouge, dépolie, tachetée de points brillants dont la rougeur excessive paraît hémorrhagique. Ces bronches sont remplies des mêmes mucosités.

Les plèvres ne contiennent pas de liquide. Sur leur surface on distingue *des ecchymoses sous-pleurales assez nombreuses.*

Les poumons sont remplis de sang noir. Le lobe supérieur du poumon droit et les lobes inférieurs des deux poumons sont peu crépitants, congestionnés. La section de ces lobes montre une surface noire, couleur de truffe ; de cette section il ne s'écoule pas une grande quantité de sang. On ne découvre pas de foyer apoplectique vrai.

Le péricarde contient 50 à 60 grammes de liquide rougeâtre. La surface des ventricules est mouchetée par quelques ecchymoses sous-péricardiques......

Les brûlures sont ici la conséquence d'un séjour dans une atmosphère surchauffée qui enveloppait cette fille de toutes parts, et dans laquelle elle a respiré, et la mort a été déterminée par une congestion pulmonaire intense accompagnée d'une hypersécrétion bronchique suffocante.

Des expériences faites par M. Brouardel dans le cabinet pour bain de vapeur où était morte la fille Labrosse, ont démontré que si, par erreur, le robinet de vapeur est complétement ouvert, la température peut s'élever à une hauteur incompatible avec la vie : un thermomètre à maxima placé loin du jet, le robinet ayant été ouvert par le garçon de bain comme il doit l'être pour un bain de vapeur ordinaire, marqua 29° au bout d'un quart d'heure. Placé encore loin du jet, il marqua 63°, un quart d'heure après l'ouverture *complète* du robinet. Placé enfin dans le jet de vapeur lui-même, il s'éleva en cinq minutes à 86°.

DEUXIÈME PARTIE

DE LA PRÉSENCE DES ECCHYMOSES SOUS-PLEURALES DANS LES AFFECTIONS AIGUES DES VOIES RESPIRATOIRES CHEZ L'ENFANT.

I

LES ECCHYMOSES SOUS-PLEURALES DANS LA BRONCHITE SUFFOCANTE.

> Il est un crime, l'infanticide, qui emprunte à la suffocation ses procédés les plus habituels ; sur 132 enfants nouveaunés, chez lesquels j'ai été chargé par la justice de rechercher les causes de la mort j'ai pu constater que 72 de ces frêles créatures avaient péri étouffées.
>
> TARDIEU.

« Il semblerait logique, dit M. Legroux, que les maladies à dyspnée, la bronchite capillaire, l'asthme, la pleurésie, etc., fussent remarquables par une facile production d'ecchymoses sous-pleurales ; il n'en est rien cependant (1). »

Il est vrai que les affections des voies respiratoires dans lesquelles on a vu des ecchymoses ne sont pas nombreuses. Cela tient, croyons-nous, non pas à la non-existence de cette lésion dans ces maladies, mais à ce qu'elle a échappé jusqu'ici à l'œil d'observateurs qui ne la recherchaient pas, et qui ne s'attachaient qu'à l'étude des altérations classiques.

(1) Loc. cit., p. 7.

Toutefois certains auteurs ont déjà cité les taches sous-pleurales dans quelques affections des organes respiratoires.

Roger parle du pointillé hémorrhagique sous-pleural, de petites pétéchies, de la grosseur d'une tête d'épingle, disséminées sous le feuillet viscéral de la plèvre, et qui peuvent exister dans la *broncho-pneumonie* (1).

Ogston a observé des ecchymoses punctiformes 4 fois dans la pneumonie, 2 fois dans l'œdème pulmonaire, 1 fois dans l'apoplexie pulmonaire (2). Cet observateur dit aussi que dans la majorité des cas il a trouvé les ecchymoses sous-pleurales dans le jeune âge.

M. Brouardel, dans son service des ambulances pendant le siége de Paris, a pris de nombreuses observations dans le catarrhe suffocant.

Voici une observation d'un cas semblable que nous avons prise l'année dernière dans le service de notre excellent maître :

Obs. VIII. — *Bronchite suffocante.*

X..., menuisier, âgé de 54 ans, meurt à l'hôpital Saint-Antoine, salle Saint-Augustin, lit n° 5, service de M. Brouardel, de bronchite suffocante.

A l'autopsie on trouve une grande quantité d'ecchymoses sous-pleurales disséminées ainsi qu'il suit :

Il existe une ecchymose sous-pleurale dans l'espace interlobulaire et à la face interne du poumon gauche ; à la face postérieure de ce même poumon il existe un semis d'ecchymoses sous-pleurales. Le lobe inférieur du poumon gauche contient

(1) Dict. encyclop., t. XI, p. 32.
(2) British medical Journal, sept. 1868.

des noyaux de tissu induré : ces parties ne surnagent pas, ce lobe est infiltré de plusieurs noyaux apoplectiformes.

Dans l'espace interlobulaire du poumon droit se trouvent quelques ecchymoses sous-pleurales ponctuées. Au sommet du poumon droit il existe de la pneumonie interstitielle avec tendance à la suppuration.

Sur le péricarde on trouve : une ecchymose punctiforme en avant de l'artère pulmonaire ; une autre derrière le ventricule droit; une autre, mais peu nette, sur le bord externe du ventricule gauche. Il existe un caillot fibrineux dans le cœur.

Nous avons constaté dans deux cas de *phthisie pulmonaire* des ecchymoses ponctuées ailleurs que sous la plèvre, une fois sous la muqueuse de l'estomac, l'autre fois sous le péricarde. Il nous paraît probable qu'on peut en rencontrer à la surface du poumon.

Obs. IX. — *Tuberculose. Phthisie laryngée. Muguet.*

Gaurin, (Françoise), blanchisseuse, âgé de 46 ans, entrée e 27 août 1878 à Laënnec, service de M. Damaschino, salle Saint-Joseph, lit 19, morte le 1er mai 1879. Autopsie 24 heures après la mort :

..........L'estomac renferme une grande quantité de matières glaireuses d'un blanc jaunâtre au milieu desquelles il est facile de retrouver absolument libres et flottantes les fausses membranes de muguet. La muqueuse gastrique ne paraît présenter aucune agglomération de muguet, mais au niveau de la face antérieure de l'estomac, elle présente une injection fine avec *de petites ecchymoses de la dimension d'une tête d'épingle.* Ces mêmes lésions se retrouvent encore sur la face postérieure, mais leur coloration y est plutôt violacée. Toutefois, le long de la grande courbure, à environ 5 centimètres du pylore, il existe une large plaque de 2 à 3 centimètres de diamètre au niveau de laquelle la muqueuse est épaissie et

Chassaing.   5 présente par places une coloration ardoisée et en d'autres points une coloration rougeâtre....

Les poumons présentent les lésions de la tuberculose à différents degrés.... Pas trace d'ecchymoses sous la plèvre.

Obs. X. — *Tuberculose. Accès de suffocation ultime.*

Isnard, Jules, 27 ans, couché au lit n° 4, de la salle Saint-Augustin, service de M. Brouardel, à Saint-Antoine, meurt après des symptômes de dyspnée très-intenses.

Nécropsie : ...... Le poumon est infiltré de tubercules gris ; tubercules crétacés au sommet...

Le poumon gauche est dans le même état.

On découvre sous le péricarde de petites ecchymoses ponctuées. Il n'y en a aucune sous la plèvre.

Congestion très-intense du cerveau....

Nous avons signalé ces faits et donné ces quelques observations, pour montrer que, contrairement à l'avis de M. Legroux, les ecchymoses sous-pleurales peuvent se présenter dans certaines affections des organes respiratoires. Et la plupart de ces affections amenant la mort par une suffocation lente, nous dirons aussi avec Dechoudans (1) que les ecchymoses ne révèlent pas uniquement une mort rapide surprenant l'organisme dans son état de santé normal ou en apparence normal.

Mais si ces lésions peuvent se montrer dans les affections des voies respiratoires chez l'adulte, elles sont encore plus fréquentes chez l'enfant, et cela se comprend facilement, en raison de la délicatesse et de la ténuité des capillaires.

C'est dans l'infanticide que l'ecchymose sous-pleurale joue le plus grand rôle, car la suffocation est le mode le plus employé par les meurtriers pour se défaire de petits êtres sans défense et sans force.

Dans l'état actuel de la science, un expert placé en face d'un petit cadavre présentant des ecchymoses sous-pleurales avec ou sans écume bronchique, sans aucune autre lésion et sans trace extérieure de violence, conclura à la suffocation. On comprend l'importance qu'il y aurait, en médecine légale, à savoir si, dans ce cas, l'expert n'est pas exposé à l'erreur et s'il ne peut pas y avoir une autre cause de mort que la suffocation *provoquée* ou *accidentelle*. La question n'a jamais été traitée à ce point de vue. Nous avons tenté cette étude, et nous avons trouvé plusieurs cas de suffocation *spontanée* chez des nouveau-nés et des enfants en bas-âge. Ce sont ces cas que nous allons soumettre au lecteur. Nous parlerons ensuite des complications de la rougeole qui intéressent l'arbre aérien, et de quelques autres affections des bronches et des poumons dans lesquelles nous avons vu des ecchymoses sous-pleurales.

C'est donc au point de vue médico-légal que nous nous plaçons ici : nous voulons faire œuvre de justice et d'humanité, en prémunissant le médecin légiste contre une chance d'erreur qui ne lui a pas encore été indiquée; ainsi prévenu, il ne conclura à l'infanticide qu'après avoir réussi à écarter toute cause spontanée de suffocation, et après s'être entouré de toutes les preuves morales et matérielles qu'il aura pu réunir.

Les lésions des poumons et des plèvres que l'on rencontre chez les enfants suffoqués se montrent aussi chez ceux qui périssent à la suite d'une bronchite suffocante. Cette dernière maladie, très-fréquente, a une marche très-rapide chez les enfants affaiblis, ou atteints d'une autre maladie.

Tous les auteurs sont d'accord sur ses caractères et pour n'en citer qu'un seul, si nous ouvrons le *Traité des maladies des enfants* de Bouchut, nous y trouvons ceci : « La bronchite généralisée, bronchite capillaire, catarrhe suffocant survient souvent d'emblée, frappe de préférence les classes pauvres... peut succéder à l'action du froid... Ses symptômes, fièvre, accélération de la respiration, toux, râles sous-crépitants dans les deux côtés de la poitrine, déterminent, s'ils s'aggravent, la mort par suffocation avec cyanose et anesthésie...

La bronchite générale qui survient d'emblée a souvent la mort pour conséquence. C'est une affection très-sérieuse. Elle entraîne d'une manière presque constante le développement de la pneumonie lobulaire et les conséquences pronostiques de cette affection. Elle occasionne quelquefois la mort par asphyxie *sans qu'on puisse l'attribuer raisonnablement à quelques lobules malades épars dans le tissu du poumon...* C'est le muco-pus bronchique obstruant le larynx et l'arbre aérien qui empêche l'hématose pulmonaire... Quand elle offre le caractère suffocant, elle produit l'anesthésie, et amène la mort... (1). »

Ainsi, la bronchite suffocante est une affection très-sérieuse, produisant rapidement l'anesthésie, et amenant la mort par suffocation, par conséquent avec production des ecchymoses, de la suffocation, sans laisser quelquefois d'autres traces que quelques lobules malades épars dans

(1) Bouchut. Mal. des nouv.-nés, 8º édit. p. 352 et s.

Je tissu du poumon, et un peu d'écume dans les voies aériennes.

La bronchite suffocante peut donc être prise à l'autopsie pour la suffocation dont elle reproduit les lésions pulmonaires, et le médecin légiste ne devra donc conclure à la suffocation qu'autant que d'autres lésions ou traces de violences viendraient à l'appui de cette conclusion.

Aucun auteur jusqu'ici n'a formulé cette proposition dont les observations suivantes nous paraissent prouver l'exactitude et la justesse :

Obs. XI. — *Autopsie* d'un enfant de 8 jours, faite par M. Brouardel à la Morgue le 7 février 1879.

Enfant du sexe féminin, maigre. Le cordon est tombé et la cicatrice ombilicale formée.

L'anus offre une couleur rappelant celle du méconium et due probablement à du sirop de chicorée.

Les plis de l'aine contiennent de la poudre de lycopode.

Le corps, recouvert d'un duvet fin, ne présente ni ecchymoses, ni trace d'écorchure ou coup d'ongle. Sa longueur est de 48 centim., 25 de l'ombilic au sommet. Poids 2 100 gr.

La face est légèrement cyanosée surtout à la joue droite. Autour des lèvres, sur le cou, aucune trace de violence.

... Pas d'ecchymoses sous-épicrâniennes. Les pariétaux sont encore très-souples : ils se plient sans se casser avec une extrême facilité. Pas de fracture des os du crâne.

L'encéphale ne présente rien de particulier.

Le maxillaire inférieur a six alvéoles nettement cloisonnées.

Le pharynx et l'œsophage sont un peu congestionnés. Rien dans la trachée.

Les poumons nagent largement et sont parsemés de *nombreuses ecchymoses très-petites*. A la section, *quelques morceaux vont au fond de l'eau* (pas de pneumonie).

Intestin grêle rempli d'une matière verdâtre. Pas de psorentérie.

Foie très-volumineux...

La mort de cette enfant, née huit ou dix jours avant
terme, chétive, débile, dont le corps ne portait aucune
trace de violence, ne peut être expliquée que par une
cause naturelle. Les lésions pulmonaires nous font nom-
mer la bronchite suffocante.

OBS. XII. — *Autopsie* faite par M. Brouardel. Garçon
de 1 mois.

Le cadavre est celui d'un enfant gros, très-propre, en bon
état. Longueur 58 centimètres.

Le ventre est un peu gros. Organes abdominaux sains ;
l'estomac contient une assez grande quantité de lait caillé.

Pas de trace de violence. Rien autour des lèvres et du
cou.

Pas d'ecchymoses sous-épicrâniennes. Les os du crâne ne
sont pas fracturés. Le cerveau est ramolli et diffluent.

Mousse écumeuse abondante et très-fine dans le larynx et la
trachée. *Muco-pus* non-sanguinolent dans les bronches.

Pas de liquide dans les plèvres. Les poumons surnagent
très-bien. Ils sont très-congestionnés et parsemés tous deux
de *nombreuses ecchymoses*.

Le cœur est gros. On observe sur le péricarde une large
suffusion sanguine. Il existe une petite ecchymose à la partie
externe et supérieure du ventricule droit (1).

(1) Cette observation et la précédente nous ont été communiquées par notre ami, le Dr E. Lévy.

— 63 —

Obs. XIII. — *Autopsie* de Rougeot (Lucienne-Eugénie), âgée
de 2 mois, faite par M. Brouardel, le 10 décembre 1878.

Le cadavre est celui d'une petite fille, bien constituée, assez
grasse, très-propre. Les plis des cuisses ne sont pas écorchés;
ils sont encore remplis par des restes de poudre d'amidon.
Le cadavre pèse 3,650 gr., il mesure 56 centim. dont 27 de
l'ombilic au sommet de la tête. L'ombilic est complétement
cicatrisé, les ongles dépassent la pulpe des doigts.

Un commencement de putréfaction se manifeste par la
formation d'un assez grand nombre de lividités cadavériques sur les parties déclives. Les yeux sont bleus; ils n'ont
encore presque rien perdu de leur couleur et de leur consistance.

La peau du corps, notamment autour du cou et des lèvres,
ne porte pas de trace de violence ou d'écorchure.

Le tissu cellulaire sous-épicrânien n'est le siége d'aucune
ecchymose. Les os ne sont pas fracturés. L'ossification des
pariétaux est presque complète.

Les méninges sont peu congestionnées. L'encéphale est
sain.

Les plèvres contiennent une petite quantité de liquide
séro-sanguinolent. Les poumons sont volumineux, ils présentent une congestion hypostatique des deux bases assez
nettes. Ils sont peu crépitants.

Les plèvres sont couvertes de nombreuses ecchymoses à
bords bien arrêtés. La trachée et les bronches sont remplies
d'une spume fortement aérée et rougeâtre. La muqueuse
bronchique est peu congestionnée. On ne trouve en aucun
point des poumons de noyau induré de pneumonie ou d'apoplexie.

Le péricarde contient un peu de liquide séreux; les vaisseaux sont très-congestionnés, on n'y découvre pas d'ecchymoses.

Le cœur renferme un sang noir et fluide, mais pas de caillot. Les valvules sont saines. Le trou de Botal est fermé.

La bouche et le pharynx sont dans leur état normal. L'estomac est absolument vide. L'intestin grêle ne présente pas de lésion, mais tout le gros intestin est pointillé par la saillie blanchâtre des follicules clos. Cette altération de la muqueuse caractérise une forme particulière d'entérite désignée sous le nom de psorentérie.

Le foie a son volume normal; son bord antérieur est mou cheté par une quantité innombrable de petites ecchymoses sous-péritonéales.

Les reins sont sains.

La mort, dans ce cas, nous paraît avoir été causée par la double lésion pulmonaire et intestinale. La lésion intestinale est la psorentérie qu'ils ont constatée chez les enfants qui succombent à la diarrhée cholériforme; la lésion pulmonaire est celle de la bronchite suffocante.

Obs. XIV.—*Autopsie* de la jeune Tellier, âgée de 3 jours, faite par M. Brouardel, le 26 juin 1878.

Le cadavre est celui d'un enfant du sexe féminin, assez bien développé. Il pèse 2,450 grammes et mesure 47 centimètres. Le cordon ombilical, long de 5 centimètres, porte une ligature; il est desséché et à moitié détaché de son insertion.

La rigidité cadavérique a disparu, la putréfaction n'est pas commencée. Les yeux sont bien conservés, on voit nettement leur couleur bleue.

La peau ne présente ni ecchymose, ni plaque parcheminée, notamment autour des lèvres et du cou; aux deux aines, il y a une petite écorchure superficielle. Pas de suffusion sanguine dans le tissu cellulaire.

Les conjonctives et le tissu cellulaire crânien ne sont le siége d'aucune ecchymose.

Les os du crâne ne sont pas fracturés, le cerveau est congestionné, mais sain.

Les poumons sont largement développés. Leur surface est

parsemée « d'un grand nombre d'ecchymoses sous-pleurales très-petites ».

La trachée et les bronches sont remplies par une écume bronchique très-abondante. L'arrière-gorge, le larynx et la trachée ne présentent aucune lésion.

Le péricarde contient un peu de sérosité sanguinolente, quelques ecchymoses sous-péricardiques. Les vaisseaux sous-péricardiques sont très-congestionnés. Les cavités du cœur sont remplies par quelques caillots mous.

L'estomac est plein de lait et de mucosités, mais il ne renferme pas de gaz. L'intestin est débarrassé de son méconium.

Le foie est peu congestionné ; les reins sont sains.

Le point d'ossification des condyles du fémur est bien développé.

Il est évident que l'enfant qui fait le sujet de cette observation a succombé aux suites d'une asphyxie par suffocation provoquée ou spontanée. La quantité d'écume bronchique qui remplit la trachée et les bronches, la sérosité sanguinolente trouvée dans le péricarde, les caillots sanguins que renferment les cavités du cœur, l'absence de traces de violences, l'absence d'ecchymoses sous-conjonctivales et sous-épicrâniennes doivent plutôt faire admettre que l'asphyxie a eu une certaine durée et qu'elle est la conséquence d'une bronchite suffocante.

C'est en ce sens que conclut le rapport de M. Brouardel.

En nous appuyant sur ces quelques autopsies médico-légales, faites sur des enfants d'âges différents, ne présentant aucune espèce de traces de violences, paraissant avoir été pour la plupart bien soignés pendant leur vie, nous croyons pouvoir dire que le médecin-légiste, dans ces cas de morts imprévues plutôt que subites qui donnent lieu à des expertises judiciaires, s'exposerait à commettre une dangereuse erreur, en concluant, sans autres preuves matérielles ou morales, à la suffocation.

Notre opinion nous semble corroborrée par les faits suivants observés dans les hôpitaux :

Obs. XV. — *Bronchite suffocante.*

Autopsie d'un enfant de 3 jours, mort de bronchite dans le service de M. Beaumetz, à Saint-Antoine (février 1878).

Trachée : liquide sanguinolent et spumeux.

Larynx : rien de spécial.

Cerveau : pas d'ecchymose sous-péricranienne ; cerveau ramolli ; pas de foyer.

Poumons : quelques traces d'emphysème.

1° Poumon droit : son lobe supérieur présente 5 ou 6 ecchymoses punctiformes sous-pleurales ; elles offrent une teinte variable ; trois d'entre elles sont rouge noir ; les autres rappellent des piqûres de puce ; son lobe moyen offre quelques ecchymoses, surtout nettes dans la portion correspondant à la scissure interlobaire. Au bord postérieur, cinq ecchymoses sont disséminées ; celles qui siégent près de la circonférence présentent la réunion des deux teintes : rouge sombre et rouge clair.

2° Poumon gauche. Lobe supérieur : sur sa face péricardite sont 3 ecchymoses ; l'une d'elle, supérieure, se rapproche du volume d'une tête d'épingle. A la coupe, on fait sourdre de ce point du sang coagulé. — Lobe inférieur : quelques ecchymoses.

Thymus : un grand nombre d'ecchymoses punctiformes noirâtres.

Péricarde : 3 ecchymoses.

Remarque. — On trouve à la partie postérieure du cou un sillon irrégulier, dont les lèvres sont formées par les plis de la peau violacée, et dont le fond est blanc. Ce sillon s'efface par le renversement de la tête en avant.

Antérieurement, les limites sont au niveau d'une ligne qui tomberait perpendiculairement en arrière de l'oreille. Ce n'est en résumé qu'un pli de flexion.

Obs. XVI. — Bronchite capillaire.

Faby, 2 mois, est entré le 2 mars 1878 dans le service de M. Brouardel, à l'hôpital Saint-Antoine.

Il tousse depuis un mois, sans quinte. — Diarrhée. — Amaigrissement ; il refuse le lait. — Athrepsie.

Mort le 8 mars 1878

Autopsie :

Sur la face postérieure du «poumon droit», on observe une ecchymose noire du volume d'une grosse tête d'épingle. Il existe une plaque d'emphysème interlobulaire, sur ce même poumon, à sa face interne.

Il nage mal et gagne le fond de l'eau.

A gauche, il existe sur la face postérieure deux petites ecchymoses un peu pâles. — Dans le sillon interlobulaire, il en existe une de même couleur, mais plus petite. Ce poumon surnage.

Cœur. Sur le bord gauche du cœur, à l'union du ventricule et de l'oreillette, il existe 3 ou 4 ecchymoses sous-péricardiques.

Obs. XVII. — Syphilis (diagnostic devenu certain seulement à l'autopsie). — Rachitisme. — Bronchite.

Keller, (Léon-Emile), âgé de 14 mois, entré à Laënnec le 25 avril 1879, salle Sainte-Marie (crèche), lit n° 6, service de M. Damaschino.

Autopsie pratiquée 18 heures après la mort qui est survenue le 10 juin.

Les narines sont remplies par une écume blanchâtre qui s'écoule au dehors, par la pression sur le larynx ou la trachée. En comprimant le front on en fait également sortir, ce qui prouve que cette écume existe aussi dans les tissus frontaux. La muqueuse pharyngienne est considérablement épaissie; elle est légèrement rouge et injectée; celle du larynx présente des altérations analogues, de plus elle offre à sa surface, en arrière de l'épiglotte, une petite plaque saillante, blanche, peu adhérente, dont la nature reste indéterminée.

On note quelques adhérences pleurales au sommet du poumon droit. Il existe à la surface des deux plèvres « de nombreuses petites ecchymoses sous-pleurales ».— Le sommet du poumon droit présente à la coupe des altérations profondes qui sont probablement de nature syphilitique. On y voit des tractus fibreux blanchâtres circonscrivant des noyaux rougeâtres du volume d'une noix. On distingue dans ces noyaux les lobules pulmonaires en pleine suppuration à leur centre, tandis que leur périphérie présente un aspect gélatineux. — Les ganglions bronchiques, très-volumineux, paraissent très-humides sur une coupe.

Le cœur est très-gros, ses parois sont très-dures, très-épaissies. Le cœur gauche est absolument vide; le cœur droit contient un caillot fibrineux de date ancienne.

On trouve de chaque côté du cou quelques ganglions carotidiens démesurément gros. Les ganglions sous-maxillaires en particulier sont énormes.

Rien à la moelle, sauf une pâleur excessive de la substance grise. Rien au cerveau.

Sur une coupe pratiquée sur un condyle d'un fémur, on constate à l'union du cartilage articulaire avec la substance osseuse quelques anomalies de structure qui paraissent dues à la syphilis. Même remarque pour les articulations chondro-costales qui forment tumeur comme dans le rachitisme. On trouve sur les parois crâniennes les lésions que M. Parrot a décrites et attribuées à la syphilis. Ce sont des plaques à l'aspect ecchymotique, faisant saillie à la surface du reste de l'os, se confondant par leurs bords réguliers et bien limités avec les parties saines circonvoisines de l'os. A la coupe, on trouve dans ces plaques des sécrétions sous-périostales. Au centre de la plaque l'os est épaissi, mais cette épaisseur anormale disparaît à mesure qu'on se rapproche de ses bords. Ces taches ne sont apparentes par leur saillie et leur coloration que sur la surface externe du crâne. Il en existe un certain nombre surtout sur les pariétaux (1).

Nous croyons avoir suffisamment démontré le danger de la doctrine de Tardieu en de semblables circonstances. L'expert devra donc s'entourer des preuves les plus convaincantes, s'enquérir des plus minutieux détails, rechercher les indices les plus petits, procéder enfin avec la plus grande circonspection, avant d'affirmer l'infanticide.

II

LES ECCHYMOSES SOUS-PLEURALES DANS D'AUTRES AFFECTIONS SPONTANÉES DES VOIES RESPIRATOIRES.

1° *Croup.* — Les ecchymoses sous-pleurales ont été vues dans le croup et la diphthérie par M. J. Simon qui dit que « quelquefois le sang est tellement dissous qu'on le trouve extravasé sous la peau (purpura), sous les membranes séreuses et muqueuses comme dans les parenchymes (2). »

Lorain et Lépine en ont aussi rencontré : « De petites ecchymoses sous-pleurales, disent-ils, sont assez fréquentes ; il est probable que leur origine est mécanique. L'apoplexie pulmonaire est au contraire très-rare (3).

MM. Despine et Picot leur assignent aussi une origine mécanique.

Dans le croup encore, M. Sanné a constaté des ecchymoses sous-péricardiques et sous-pleurales (4).

(1) Obs. communiquée par M. Damaschino. Nous la donnons en entier parce qu'elle peut offrir aussi de l'intérêt au point de vue des lésions décrites par M. Parrot dans la syphilis.

(2) Dict. de méd. et de chir. prat., art. Croup, p. 331.

(3) Dict. de méd. et de chir. prat., art. Diphthérie, p. 608.

(4) Sanné. Traité de la diphthérie.

M. Parrot, qui fait en ce moment la statistique des cas dans lesquels il a rencontré des ecchymoses sous-pleurales pendant ces dernières années, statistique qu'il doit communiquer très-prochainement à la Société de biologie, en a trouvé dans les cas de croup une forte proportion.

Voici une observation que nous avons prise dans le magnifique service qu'il dirige aux Enfants-Assistés :

Obs. XVIII. — *Croup.*

Garçon de 3 ans et demi, entré le 28 juin 1879 dans le service de M. Parrot aux Enfants-Assistés.

Le 28 juin. Plaque diphthéritique sur l'amygdale gauche. Pas d'adénopathie.

Le 29. Toux croupale et respiration sonore. La paroi postérieure du pharynx est recouverte d'une fausse membrane épaisse. Ecoulement nasal.

Le 30. Température 39°; asphyxie. Convulsions terminales caractérisées par la dilatation pupillaire et la raideur des membres supérieurs à demi fléchis. Convulsion avec secousse assez violente dans le membre supérieur gauche. Résolution des membres inférieurs. Le pincement des cuisses détermine la dilatation pupillaire.

Mort le 30 juin à midi.

Autopsie le 2 juillet. Poids de l'enfant, 12 kilogrammes.

Foie. Présente quelques plaques cicatricielles sur son lobe droit avec adhérences. Elles sont du reste très-circonscrites et consistent simplement en un épaississement de la capsule périphérique.

Reins. Normaux.

Rate. Adhérences anciennes très-solides. Un très-petit nombre de granulations grises. Poids, 44 grammes.

Poumons. Le poumon gauche est atélectasié au niveau de son lobe inférieur qui a une couleur violacée, sans pleurésie récente; « quelques ecchymoses sous-pleurales, de très-petites dimensions, » occupent les deux tiers inférieurs de ce lobe à peu près, surtout vers la partie externe. Adhérences anciennes et solides du lobe supérieur de ce poumon avec la plèvre pariétale. Tout à fait au sommet de ce lobe supérieur gauche existe un noyau tuberculeux parfaitement sphérique de sept millimètres de diamètre, à zones concentriques dont les plus extérieures sont grisâtres et ont une certaine transparence. Les centrales sont opaques, jaunes. Dans le voisinage, le poumon est criblé de granulations grises; il paraît scléreux dans cette région. C'est à ce niveau qu'il avait contracté des adhérences avec les parties voisines. Les bronches de cette partie sont remplies de pus. Les ganglions les plus élevés du hile sont caséo-plâtreux, un autre ganglion est tuméfié avec granulations grises. Le reste du poumon s'insuffle complètement.

On observe de petits points noirs sur le poumon droit qui est sain d'un bout à l'autre.

Diphthérie laryngée. Quelques fausses membranes dans la trachée.

Encéphale. Aucune trace de méningite.

2° *Coqueluche.* — Des ecchymoses sous-pleurales ont été trouvées dans la coqueluche par M. J. Simon. Duchamp a trouvé ces taches sur le cœur dans le cas suivant qui est rapporté dans la thèse de Dechoudans.

Durranc, 11 mois, entré le 8 juillet à la crèche de l'hospice de la Charité, mort le 18. Atteint de coqueluche : les derniers jours il vomissait et poussait des cris. Maigreur considérable. A l'autopsie, pas de lésions cérébrales. Sur le cœur, 2 ecchymoses, l'une dans la région ventriculaire, sur le trajet d'un vaisseau et du volume d'une petite lentille; une autre sur l'oreillette droite.

M. Parrot a aussi rencontré un grand nombre de fois sur la plèvre et sur le cœur des ecchymoses dans la coqueluche.

Le fait suivant a été recueilli dans le service de M. Damaschino :

Obs. XIX. — *Coqueluche.*

Enfant de 3 ans, entré salle Sainte-Marie (crèche) le 7 juin ;
cet enfant est atteint de coqueluche ; les quintes d'abord
assez espacées se rapprochent de plus en plus. Il meurt le
19 dans un état d'émaciation très-avancé. L'autopsie faite
18 heures après la mort montre les poumons d'une couleur
rouge brun sur les deux lobes inférieurs... Nombreuses petites
ecchymoses sous-pleurales, surtout à la base du lobe supérieur gauche. Aucune altération des méninges ou du cerveau ;
pas d'ecchymoses sous-péricardiques.

3° *Pneumonie*, etc. — M. Roger (1) parle du pointillé
hémorrhagique sous-pleural, de petites pétéchies de la
grosseur d'une tête d'épingle disséminées sous le feuillet
viscéral de la plèvre, et qui peuvent exister dans la
broncho-pneumonie.

De son côté, M. Damaschino (2) dit que, assez souvent,
la congestion des vaisseaux pleuraux est très-forte, et
qu'il en résulte une vive injection de la plèvre pulmonaire, laquelle fait ainsi contraste avec la pâleur de la
plèvre costale. D'autres fois, la congestion a été plus intense encore, et il s'est produit de petites suffusions sanguines sous-pleurales (broncho-pneumonies consécutives
à la rougeole et au croup), ou une teinte violacée produite par une véritable imbibition sanguine.

Dans la *pneumonie*, les ecchymoses ont été observées
par Ogston, Casper, Liman.

Nous relatons ici trois observations, dont la dernière

(1) Dict. encycl., 1re série, t, XI, p. 32.
(2) Damaschino. Des différentes formes de la pneumonie aiguë
chez les enfants, thèse de Paris, 1867, p. 36.

surtout, fort curieuse, est relative à une enfant de 6 semaines. L'autopsie en a été faite par M. Brouardel, à la
Morgue, pendant une de ses savantes conférences de
médecine légale.

Nous n'avons pas eu l'occasion de voir, dans l'*apoplexie pulmonaire*, les ecchymoses sous-pleurales, observées par Ogston, Hervieux (1), Cornil et Ranvier (2).

Obs. XX. — *Pneumonie lobulaire.*

Garçon de 2 mois 1/2 entré le 21 juin dans le service de
M. Parrot aux Enfants-Assistés.

Il succombe a une pneumonie le 2 juillet à huit heures soir.
Autopsie le 4 juillet.
Poids de l'enfant : 3 kilog, 150.

Ecchymoses sous-pleurales larges et nombreuses sur les parties déclives des poumons et les espaces interlobaires. Quelques unes ont 4 millimètres de diamètre. Il y en a qui présentent un point central plus foncé et une auréole plus rosée.
Exsudat pleurétique à ce niveau.

Poumon gauche. — Pneumonie lobulaire d'une couche
très-mince de la partie déclive. Sur le lobe supérieur en
avant, on trouve une nodosité très-circonscrite de 5 à 6 millimètres de diamètre où le tissu est d'un rose clair. Pas d'a-
dénopathie bronchique.

Poumon droit. — La lésion pneumonique y a les mêmes
caractères, seulement le parenchyme est plus foncé. De
ce côté adénopathie violacée.

Larynx. — Normal.

Cœur. — Myocarde décoloré.

Obs. XXI. — *Pneumonie double.*

Garçon de 3 ans, entré le 22 juin 1879 dans le service de
M. Parrot aux Enfants-Assistés.

(1) Thèse de Dechoudans, p. 81.
(2) Man. d'anat. path., p. 734.

Chassaing.

Le 22 juin. Retentissement du cri dans le sommet gauche.

Le 23. Souffle à droite au niveau d'omoplate.

Le 24. Agité. Diarrhée ; souffle expiratoire.

Le 25. Ecoulement d'oreille. Souffle des deux côtés, mais plus à droite qu'à gauche. En même temps on observe à droite un mélange de râles crépitants avec un retentissement du cri. — Toux sèche, expirée. — Diarrhée T. 40,2.

Le 26. Le souffle persiste ; la diarrhée a cessé ; agitation. T. 40,3.

Le 28. T. 40,5.

Le 29. Le souffle, intense, persiste des deux côtés.

Le 1er juillet. T. 39,7. Retentissement du cri. — Râles crépitants purs dans le poumon droit. — Souffle au sommet droit.

Le 2. T. 39,7. Diarrhée.

Le 3. Retentissement du cri très-intense. Râles à la base des deux poumons. Diarrhée verte.

Le 4. T. 40,6. Ecoulement d'oreille à droite. OEdème de la partie de la face qui entoure l'oreille. Toutes ces parties sont légèrement douloureuses. Haleine fétide. L'enfant souffre beaucoup quand on l'assied.

Mort le 4 juillet à onze heures soir.

Autopsie le 7.

Poids : 12 kilogr. 300.

Les poumons présentent de nombreuses adhérences. Ecchymoses sous-pleurales à droite et à gauche dans les parties déclives ; à gauche elles correspondent à une région violacée où il n'y a pas de pleurésie. Quelques adhérences anciennes disséminées. A droite, adhérences anciennes qu'on est obligé de déchirer. Exsudats pleurétiques récents de 1 demi à 1 millimètre d'épaisseur sur toute l'étendue du poumon. — Le poumon gauche s'insuffle presque complétement. On trouve à son sommet un noyau tuberculeux de 5 millimètres de diamètre à zones concentriques, à centre opaque de 1 millimètre, au milieu d'un tissu parfaitement sain. Gros ganglion caséeux à la partie moyenne du poumon gauche. — Dans le lobe inférieur, au-dessous du hile, superficiellement dans l'espace interlobaire, il existe un noyau jaune de 7 millimètres de diamètre entouré de granulations grises. Le reste du poumon est sain. — Poumon droit énorme, très-dense, pèse 200 grammes de plus que le poumon gauche. Pneumonie lobaire avec coagulation dans les vaisseaux. Dans le lobe supérieur, à peu près dans son tiers moyen, près du lobe inférieur, se voit un noyau caséeux de 8 millimètres de diamètre. Le lobe moyen de ce poumon est sain. Les deux autres lobes sont atteints de pneumonie (hépatisation complète à coupe assez lisse, grisâtre, avec quelques marbrures irrégulières violettes). — La région marginale du lobe inférieur n'est pas complétement malade. La lésion est beaucoup plus avancée dans les régions supérieures, elle y est beaucoup plus grise. Dans les régions inférieures elle est violacée.

Ganglions bronchiques caséeux. En aucun point la lésion n'a l'aspect lobulé. Poumon sec dans ces régions.

Quelques ganglions trachéaux sont complétement caséeux. D'autres, dont un a 3 centimètres de diamètre, rappellent par leur coloration et leur consistance l'hépatisation pulmonaire.

La masse des ganglions trachéaux équivaut à un œuf de poule.

Foie. — Quelques granulations tuberculeuses à la périphérie.

Obs. XXII. — *Pneumonie*

Autopsie de Genin (Claire), faite le 5 décembre 1878, par **M. Brouardel.** — Le cadavre est celui d'une petite fille, âgée de 6 semaines environ, extrêmement maigre et présentant les apparences de cet état de faiblesse congénitale désigné sous le nom d'atrepsie.

Il pèse 2430 grammes; sa longueur totale est de 53 centimètres, 27 de la tête à l'ombilic, 26 de l'ombilic aux pieds. La cicatrisation de l'ombilic est complétement terminée.

L'oreille gauche présente encore quelques plaques d'impétigo (de gourme); les paupières des deux yeux portent des croûtes de blépharite ciliaire.

Sur aucun point du corps, notamment sur la face, les

lèvres, le cou, le cuir chevelu, on ne constate ni ecchymose, ni suffusion sanguine, ni plaie.

Les os ne sont pas fracturés. Les os du crâne sont intacts. L'encéphale paraît sain.

Les plèvres ne contiennent pas de liquide. La surface des poumons est couverte de quelques taches blanchâtres d'emphysème. On note également l'existence d'un assez « grand nombre d'ecchymoses sous-pleurales punctiformes », irrégulièrement réparties sur le bord costo-vertébral et la face inférieure des deux poumons.

Le lobe inférieur du poumon gauche est le siége d'une pneumonie qui l'a envahi dans sa totalité. La lésion présente les caractères de l'hépatisation rouge. Les fragments de ce lobe pulmonaire projetés dans l'eau tombent au fond du vase.

Le péricarde contient un peu de liquide. Le cœur est sain, il contient quelques caillots rouges.

L'estomac est dilaté par les gaz et ne renferme pas de matières alimentaires .

Les intestins sont vides et rétractés.

Le foie et les reins sont sains.

4o *Pleurésie.* — Nous n'avons vn signalée dans aucun auteur la présence des ecchymoses sous-pleurales dans la pleurésie. En voici deux cas observés dans le service de M. Brouardel, et concernant deux enfants, l'un de 3, l'autre de 4 mois :

OBS. XXIII. — Pleurésie.

Enfant de 3 mois, mort dans le service de M. Brouardel, à St-Antoine (1878).

Quelques adhérences pleurales à droite. De ce côté, suffusions sanguines, piqueté par places.

A gauche, quelques ecchymoses sous-pleurales, au niveau de la base et de la circonférence de ce poumon. — Sur ce même poumon et au niveau de son bord antérieur, existent des vésicules d'emphysème interlobulaire.

Obs. XXIV. — *Pleurésie purulente.*

Lorenty, 4 mois, entré le 2 février 1878 dans le service de M. Brouardel, à St-Antoine.

Toux quinteuse, dyspnée, râles nombreux. — Traitement : Ipéca, vésicatoire. — Bientôt la dyspnée augmente. — Amaigrissement, diarrhée verte.

Décédé le 8 mars 1878.

Autopsie. Sur la face postérieure du poumon gauche (lobe inférieur) quelques petites ecchymoses punctiformes disséminées ; à la face interne du même poumon, on en observe quelques-unes plus fines, mais de même teinte, rappelant un pointillé.

Le poumon qui est le siége de ces ecchymoses va au fond de l'eau. Toute la plèvre de ce côté est le siége d'un épanchement purulent. — A droite, rien d'anormal.

III

LES ECCHYMOSES SOUS-PLEURALES DANS LES COMPLICATIONS RESPIRATOIRES DES FIÈVRES MORBILLEUSES.

Nous plaçons, dans un chapitre distinct, ces différents cas pour éviter l'objection qui pourrait nous être faite d'attribuer à une affection de l'appareil respiratoire une lésion produite par l'altération du sang. Nous pensons néanmoins que cette lésion se produit au moment de la mort ou peu avant, et qu'elle a bien plutôt rapport à la complication qui tue qu'à la fièvre éruptive elle-même.

Quoi qu'il en soit, Tardieu admettait l'existence des ecchymoses sous-pleurales dans les fièvres éruptives et les rattachait à l'altération du sang ; il est muet sur les complications de la rougeole.

M. Damaschino, étudiant ces complications, remarqua combien les taches sous-pleurales y étaient fréquentes, et Blanckaërt (1), rapportant ses observations sur les complications de la rougeole chez les enfants, dit : « A l'examen cadavérique des sujets morts de rougeole hémorrhagique, on rencontre des lésions qui indiquent une altération grave du sang : les ecchymoses, les infiltrations sanguines qu'on avait constatées sur la peau se retrouvent après la mort dans un plus ou moins grand nombre d'organes, sous les membranes séreuses, à la surface du cerveau, dans les poumons, les reins, etc. » Il dit aussi que dans des cas de broncho-pneumonie morbilleuse, « conformément à la remarque faite par M. Damaschino, souvent il s'était produit un plus ou moins grand nombre d'ecchymoses sous-pleurales, correspondant parfois à des apoplexies, dans une faible épaisseur du poumon. » Nous trouvons dans son excellente thèse cinq observations de complications broncho-pulmonaires dans lesquelles il a rencontré des ecchymoses : deux de ces observations ont été prises sur des enfants de 2 ans, deux sur des enfants de 3 ans, et une sur un enfant de 8 ans.

Pour nous, toutes les autopsies de complications thoraciques de rougeole, auxquelles il nous a été donné d'assister, nous ont montré des ecchymoses sous-pleurales. C'est dans ces complications morbilleuses que M. Parrot a consigné le plus grand nombre de fois la présence de ces taches.

(1) Thèse de Paris, 1868.

Obs. XXV (1). — *Congestion pulmonaire et bronchio-pneumonie,*
complications de rougeole.

La nommée Vanaire (Françoise), âgée de 23 mois, entre à
l'hôpital Laënnec, le 7 juillet 1879, service de M. Damaschino, salle Sainte-Marie (crèche), lit d'isolement.

Cette enfant est entrée à l'hôpital avec une éruption de
rougeole, suivie de vésicules et de bulles d'hydroa compliquées de gangrène de la peau. Elle a succombé le cinquième
jour de son arrivée à des accidents de congestion pulmonaire
et de bronchio-pneumonie très-fébrile.

Autopsie le 13 juillet. On trouve à la surface du corps, en
particulier à la nuque et à la partie supérieure du dos, plusieurs eschares noires, d'étendue et de forme variables, mais
dont quelques-unes mesurent 2 ou 3 centimètres de diamètre.

Le poumon droit est le siége, dans les lobes supérieur et
moyen, d'un emphysème vésiculaire très-développé. Au sommet de ce même poumon droit existent quatre ecchymoses
sous-pleurales très larges de 8 à 10 millimètres de diamètre. Le lobe moyen n'offre qu'une seule ecchymose. Ces
deux lobes présentent à peine, même dans leurs parties centrales, une légère congestion ; mais on y rencontre quelques
noyaux de pneumonie au passage de la deuxième à la troisième période ; aucun de ces noyaux n'est superficiel. Le
lobe inférieur du poumon droit est emphysémateux dans la
portion antérieure, où il existe même quelques traces d'emphysème interlobulaire. A sa partie postérieure il existe une
congestion assez intense ainsi que quelques lobules bronchiopneumoniques dont le centre est à l'état d'hépatisation grise.

Le poumon gauche présente un emphysème considérable
de la languette. Son lobe supérieur offre *quatre petites ecchymoses*, et la face inférieure de ce lobe (face correspondant à la
scissure interlobaire), laisse voir *quatre ecchymoses superfi-*

(1) Cette observation et les deux suivantes nous ont été communiquées par M. Damaschino que nous remercions de son extrême
obligeance.

cielles, dont deux sont punctiformes, tandis que les autres mesurent 2 ou 3 millimètres de largeur. Au niveau de quelques-unes de ces ecchymoses existe une injection considérable des vaisseaux de la plèvre. Toute la partie postérieure de ce lobe est très-congestionnée et renferme des noyaux de bronchio-pneumonie au passage de l'hépatisation rouge à l'hépatisation grise. C'est à la face postérieure du lobe inférieur que les ecchymoses sont le plus nombreuses; on en compte une quinzaine, les unes punctiformes, les autres d'une étendue de 1 centimètre de largeur. L'une d'elles, sous-pleurale, présente une coloration rutilante; d'autres correspondant à des noyaux d'hémorrhagie pulmonaire pénètrent à 2 ou 3 millimètres de profondeur dans le parenchyme. Presque tout le lobe inférieur présente les altérations de la bronchio-pneumonie (deuxième et troisième degré).

Le foie est très gras; les reins le sont un peu, aucune autre lésion viscérale.

Obs. XXVI. — *Bronchio-pneumonie, complication de rougeole.*

Marchand (Théophile), âgé de 9 mois, entré le 29 février 1879, salle Sainte-Marie, crèche de Laënnec, lit n° 28, service de M. Damaschino.

Autopsie :

Poumons. Bord antérieur exsangue et emphysémateux, (ils sont plus étendus à droite qu'à gauche).

Emphysème interlobulaire.

Noyaux de pneumonie lobulaire aux deux lobes inférieurs

La condensation du tissu pulmonaire est plus prononcée au niveau de la partie moyenne du lobe supérieur droit.

Nombreux lobules à l'état fœtal.

D'autres au contraire sont à l'état d'hépatisation rouge.

Les hémorrhagies sous-pleurales si fréquentes dans les pneumonies morbilleuses sont ici très-rares : on en trouve à peine quelques-unes très-petites.

Les lésions pneumoniques sont beaucoup plus avancées au centre du lobule qu'à la périphérie, et là où la périphérie est encore à l'état d'hépatisation rouge, on trouve le centre déjà à l'hépatisation grise.

Emphysème, très-marqué comme toujours, de la languette du poumon gauche.

Rate normale. — Œsophage normal.

Larynx très-légèrement injecté.

Reins un peu stéatosés.

Les plaques de Peyer sont très-marquées et très-injectées.

Obs. XXVII. — *Diphthérie gangréneuse et bronchio-pneumonie complications de rougeole.*

Bouvard (Berthe), âgée de 10 mois, entrée le 5 juin 1879 salle Sainte-Marie (crèche), lit d'isolement, morte le 19 du même mois (service de M. Damaschino à Laënnec).

On trouve sur le bord du maxillaire inférieur de petites surfaces ulcérées où la muqueuse n'existe plus. Quelques plaques semblent exister également sur la lèvre supérieure, sur la langue, et, en particulier, la face inférieure. Cette destruction de la muqueuse a été produite par une gangrène de nature diphthéritique. On trouve en effet dans le larynx quelques fausses membranes dues à la diphthérie. On constate sur la surface des poumons de petites taches ecchymotiques qui sont caractéristiques de la bronchio-pneumonie développée dans le cours de la rougeole. Les poumons présentent en outre à leur surface et sur une coupe de très-petits foyers du pus ou vacuoles purulentes. Il existe un emphysème considérable qui en certains points est interlobulaire. On y note aussi la présence d'un infarctus hémorrhagique. Enfin, on voit que la pression fait sourdre sur une coupe, indépendamment d'une grande quantité de sérosité spumeuse, du pus par les orifices des petites bronches.

Le foie est gras.

Obs. XXVIII. — *Croup, complication de rougeole.*

Garçon de 1 an et demi, entré le 28 juin 1879 dans le service de M. Parrot aux Enfants-Assistés.

28 juin. T. 40,4. Rougeole extrèmement confluente. Rien au poumon.

Le 29. T. 40,1. Rougeole violacée, ecchymotique. Rien aux poumons.

Le 30. T. 39,8.

1ᵉʳ juillet. T. 38,2.

Le 4. T. 39,2. Souffle inspiratoire à la partie inférieure gauche en arrière.

Le 5. T. 39,4. Adénopathie rétro-maxillaire, surtout à droite. On ne distingue rien sur les amygdales ; voix prise. Croup. Coryza.

Le 6. Agonie.

Mort à 2 heures du matin le 7 juillet 1879.

Autopsie du 9 juillet. Poids, 9 kilogrammes.

Poumons. Quelques ecchymoses sous-pleurales qui deviennent rosées au moment de l'insufflation. Aucune trace de pleurésie. Bronches violettes, contenant un peu de pus.

Fois gras sans autre particularité.

Rate. 53 grammes.

Larynx. Ulcérations laryngées siégeant sur les quatre cordes vocales, avec exsudat diphthéroïde.

Le cœur droit contient des caillots fibrineux anciens.

CONCLUSIONS.

Après avoir exposé scrupuleusement et sans aucun parti
pris les résultats obtenus dans l'étude des ecchymoses
sous-pleurales par ceux qui nous ont précédé, et met-
tant en parallèle ces résultats avec les faits que nous venons de signaler, nous croyons pouvoir conclure ce qui
suit :

1° Au point de vue médico-légal, les ecchymoses ponctuées se présentent dans trop de cas de mort lente ou rapide tenant à des causes trop diverses pour avoir l'importance que Tardieu leur attribuait.

2° Elles sont beaucoup plus fréquentes et plus nombreuses chez les nouveau-nés et les enfants que chez
l'adulte et le vieillard.

3° On les rencontre dans la plupart des affections aiguës
des voies respiratoires chez les enfants.

4° L'expert devra donc les considérer comme un phé-
nomène d'ordre secondaire n'ayant isolément aucune valeur caractéristique ; et, dans une question d'infanticide,
en l'absence de toute autre lésion ou de traces extérieures
de violences, il devra s'abstenir de conclure à la suffocation.

APPENDICE.

..... Et adhuc sub judice lis est.
HORACE.

I

Lettre de M. CAUSSÉ (d'Albi), à l'auteur de ce travail.

Nous avons reçu tout récemment la lettre ci-dessous de M. Séverin Caussé avec qui nous nous honorons d'être en relations scientifiques et amicales.

Nous remercions cet éminent observateur, à qui ses consciencieux travaux, son titre de membre correspondant de la Société de médecine légale, et ses cinquante années de pratique médico-légale donnent une grande autorité, d'avoir bien voulu nous adresser ces pages que nous croyons devoir transcrire *in extenso*, parce qu'elles sont intéressantes à plus d'un titre.

Albi, le 7 juillet 1879.

Monsieur et honoré Confrère,

Vous me faites beaucoup d'honneur en me demandant de vous être utile pour la confection de votre thèse, que vous voulez faire sur l'importante question des ecchymoses sous-pleurales. Je vais donc essayer de le faire et de vous être agréable.

Tardieu est, comme vous le savez, le premier qui ait vu une corrélation entre les taches sous-pleurales et l'asphyxie par suffocation.

Il décrit ainsi les organes respiratoires et les taches dont il est question : « Les poumons sont, dans la plupart des cas, peu volumineux, d'une couleur rosée, parfois même très-pâle, offrant quelquefois seulement un peu d'engorgement à la base et vers le bord postérieur..... La surface des poumons présente *de petites taches d'un rouge très-foncé, presque noir*, dont les dimensions varient chez un nouveau-né depuis celle d'une tête d'épingle jusqu'à celle d'une petite lentille et gardent, quoique plus larges chez l'adulte, les mêmes proportions.... Leur nombre est excessivement variable : tantôt réduit à 5 ou 6, il peut s'élever jusqu'à 30 ou 40 et dans certains cas les poumons ont l'apparence du granit ; on les voit parfois réunies entre elles et agglomérées de manière à former des plaques et des espèces de marbrures. Dans tous les cas, elles sont *très-exactement circonscrites et leur contours très-arrêté*, etc.... (Tardieu. Etude médico-légale sur la pendaison, la strangulation et la suffocation. Année 1870, p. 255-256.)

« Dans ce genre d'asphyxie, il existe souvent, mais non toujours, dans la trachée et dans les bronches, dont la couleur est tantôt pâle et tantôt très-foncée, suivant l'état du poumon lui-même, une écume très-légèrement rosée, à bulles très-fines et généralement assez abondantes. » (Op. cit., p. 259.)

Tardieu est le premier à reconnaître que les ecchymoses sous-pleurales se montrent en dehors de la suffocation dans quelques maladies naturelles ou accidentelles, ou à la suite de violences, ou enfin chez l'enfant né dans certaines conditions particulières : affections hémorrhagiques ; purpura ; fièvres éruptives ; typhus ; choléra. Mais ici, comme il le dit, l'erreur est facile à éviter. Il en est de même dans les empoisonnements, les maladies convulsives.... Quant au pendu, au lieu de taches, on trouve des suffusions sanguines bien différentes des premières, des congestions considérables, des apoplexies partielles, de l'emphysème, de l'écume sanguinolente dans les voies aériennes, symptômes qui nous éloignent bien de l'état des poumons dans la suffocation.

La strangulation présente des signes si caractéristiques à l'extérieur, qu'il n'est pas possible de la confondre avec la suffocation.

Enfin, chez les noyés, les poumons présentent des caractères tout à fait opposés à ceux que l'on constate chez les individus étouffés. La congestion et l'engouement y sont considérables et occupent toute l'étendue des organes ; et si l'on trouve parfois à leur surface des marbrures, des taches formées par des suffusions sanguines, celles-ci n'ont aucune ressemblance avec les taches ecchymotiques ponctuées, arrondies, circonscrites, tranchant avec la couleur générale des poumons.

Tardieu admet encore des taches sous-pleurales dans l'écrasement, la précipitation d'un lieu élevé, circonstances qui ne pourraient offrir des difficultés que relativement à l'enfant nouveau-né où la connexité des deux procédés meurtriers pourrait être facilement admise ; mais, dans ce cas, il recommande d'agir avec prudence et de s'abstenir de conclure à la suffocation.

Restent les enfants nés vivants, mais qui meurent sans avoir respiré, et sur les poumons desquels on trouve quelques ecchymoses sous-pleurales, mais encore ici toutes les fois que la docimasie pulmonaire ne révèlera pas la surnatation des poumons, pourra-t-on admettre des violences criminelles ? Non, certes ; peu importe l'explication que l'on donne de ces faits, toujours est-il qu'ils existent et que le médecin légiste ne peut pas commettre d'erreur.

Voilà, monsieur et honoré confrère, la doctrine du maître, avec ses restrictions, que je devais reproduire ici très-succinctement avant d'établir les erreurs manifestes de ceux qui, depuis quelque temps, sont venus la battre en brèche.

Tardieu ne donne pas sa doctrine comme absolue (Traité de l'infanticide, année 1868, p. 107), tandis que, à entendre M. le Dr Legroux, il présenterait les ecchymoses ponctuées comme le signe *irrévocable, implacable,* pour ainsi dire de la mort par suffocation. (Dans Annales, t. L, 2ᵉ série, p. 336.)

Me voilà arrivé à l'appel que vous faites à mon expérience, et vous réclamez de moi l'historique de la question, et les observations qui me sont personnelles. J'ai agi sur un petit théâtre, et je désire bien que l'idée flatteuse que vous avez de mes faibles connaissances ne vous fasse pas illusion.

Je crois avoir été le premier à signaler dans un cas d'*as-*

phyxie par suffocation ces taches, que je désignais alors sous le nom de *taches sous-pleurales*, c'était le 4 août 1842. Le rapport d'autopsie est imprimé, et vous le trouverez dans les Annales, t. XXXII, 2° série, p. 145.

Ce n'est que plus tard, en l'année 1843, que Bayard cite subsidiairement, dans un des spécimens de rapports qui se rattache à l'asphyxie par suffocation, les ecchymoses souspleurales. (Manuel de méd lég.) Le même auteur publia, en 1847 dans les Annales, t. XXXVIII, p. 443, un mémoire où il cite de nouveau ces taches comme se rencontrant chez les enfants qui ont succombé par suite de l'occlusion incomplète ou complète des voies aériennes.

Ce ne fut enfin que le 1er mai 1855 que Tardieu lut son mémoire sur la mort par suffocation à l'Académie de médecine, et donna une haute signification aux taches sous-pleurales en médecine légale. (Bulletin de l'Acad. de méd., t. XX, p. 897.)

Depuis cette époque (4 août 1842), j'ai publié dans un mémoire sur l'asphyxie par suffocation plusieurs observations tirées de ma pratique médico-légale, où j'ai signalé les taches sous-pleurales chez des nouveau-nés qui avaient été bien et dûment étouffés par enfouissement dans la terre (obs. III), par la mère dans le lit (obs. IV), dans le berceau par un chat (obs. V), par des couvertures sur la figure (obs. VI).

Permettez-moi d'analyser ici très-succinctement quelques autres faits que j'ai observés depuis la publication de mon mémoire :

« Le 22 mai 1875, je me rends avec la justice dans la commune de Lédas, chez les époux P..., désignés par la rumeur publique comme ayant donné la mort à leur dernier enfant, qui venait de naître.

« Enfant très-fort, bien constitué, du sexe féminin, sans odeur de putréfaction ; longueur, 0m49 ; poids, 3 kilos ; aucune ligature ou trace de ligature au cou ; aucune égratignure ou ecchymose aux lèvres ; pas de tumeur sanguine à la tête comme résultat d'un accouchement prolongé ; aucun corps étranger dans les voies aériennes.

«Les poumons sont de couleur rougeâtre, parsemés à leur face externe de taches ecchymotiques, les une de la grosseur d'une tête d'épingle, les autres un peu plus grandes ; elles ont un aspect noirâtre. Toutes sont parfaitement délimitées ; quelques points emphysémateux sur le poumon droit. Les organes thoraciques surnagent complétement. Quelques taches ecchymotiques sur le cœur, de forme ronde, sous le cuir aussi.

« *Conclusions*. — Aucune cause de mort naturelle. La mort est le résultat de l'asphyxie par suffocation. La mère prétendit qu'elle s'était endormie à côté de son enfant après son accouchement, pendant quatre heures consécutives, sans avoir conscience de ce qui s'était passé.

« Le 24 septembre 1874, la nommée N... (M.), âgée de 26 ans, accouchée à la Maternité (d'Albi) d'une fille. L'enfant vient en présentation du siége ; il est bien portant et allaité par sa mère.

« Le 1er octobre, la petite fille allait à merveille, on venait de l'allaiter ; l'enfant, soit qu'il n'eut pas pris suffisamment le sein, soit par tout autre motif, se mit à pleurer, il fut remis au sein, et alors qu'on crut qu'il était assez repu, il fut placé dans son berceau. Une heure après, on le voit très-pâle, on l'examine, il était mort.

« *Autopsie* le 3 octobre : enfant bien conformé, figure et corps très-pâles ; les poumons présentent à leur surface antérieure de *nombreuses taches sous-pleurales lenticulaires d'un rouge vineux*. Les poumons ne sont pas congestionnés.

« Cet enfant a-t-il été étouffé parce que sa mère a pressé peut-être involontairement son enfant contre le sein : je le pense, car je n'ai trouvé aucune autre cause de mort à l'autopsie.

«Le 24 juillet 1877 (1), la fille M... (J.), de la commune de

---

(1) V. cette obs. dans S. Caussé, des preuves de la vie en mat. d'inf. p. 23, où l'auteur la donne comme un *fait exceptionnel dont la solution pourrait présenter quelques difficultés*. H.C.

Jouqueviel, accouche à la Maternité à une heure du matin, d'un enfant du sexe masculin *anencéphale*.

« Cet enfant a donné quelques signes de vie et a respiré quoique d'une manière incomplète pendant une demi-heure. Les battements du cœur se sont fortement soutenus pendant ce laps de temps.

« *Autopsie* vingt-quatre heures après le décès : enfant, à part la tête, est bien constitué ; la voûte du crâne manque complétement ; tous les caractères de l'anencéphalie.

« Les poumons sont couleur rouge brun ; ils surnagent. On remarque 3 taches ecchymotiques sur le poumon droit, 1 sur le poumon gauche, 1 sur le cœur.

« Les parties sexuelles sont peu développées,la verge est à l'état rudimentaire, le testicule gauche est descendu dans le scrotum, celui du côté droit est encore dans le ventre.

« Cet enfant est évidemment mort d'asphyxie par suffocation, par défaut d'innervation.

« Le 10 mai 1878, à trois heures après midi, un enfant du sexe masculin naît à la Maternité, de la fille X... Il est mort-né et ne respire pas. Il n'y a pas de tumeur à la tête ; la longueur de l'enfant est de 0m50 ; son poids de 2 kilos et demi.

« *A l'autopsie*, je trouve les poumons dans les gouttières vertébrales. Ils sont de couleur brunâtre et, mis dans l'eau, ils ne surnagent pas. On remarque à leur face externe et postérieure de petites taches ecchymotiques de la grosseur d'une petite tête d'épingle, ainsi qu'à la face interne. Le point osseux de Béclard était très-apparent, les dents incisives cloisonnées.

« Là où il n'y a pas eu de vie, il ne peut pas y avoir meurtre ; donc, il n'y peut pas y avoir d'erreur possible. Ces enfants périssent ordinairement dans le sein de la mère avant la naissance, et les taches ecchymotiques qu'on trouve assez souvent sur leurs poumons ne sont que le résultat, ainsi que le dit Casper, des efforts instinctifs de respiration qu'ils font dans l'utérus.

Si vous avez lu les lettres que j'ai adressées à M. le Dʳ Gallard, vous avez dû voir que je réclamais la priorité au Chassaing.

sujet des taches sous-pleurales, lorsqu'il y a hémorrhagie par le cordon ombilical. Vous serez tout à fait édifié, si vous lisez les observations que j'ai faites à ce sujet, et qui se trouvent consignées dans mon mémoire sur l'asphyxie par suffocation et des rapports de ce genre de mort violente avec l'hémorrhagie du cordon ombilical (1869).

Dans ma longue carrière médico-légale, j'ai trouvé bien souvent les taches sous-pleurales, telles que les a décrites Tardieu dans les asphyxies par suffocation, et il m'a été facile, dans ces cas, qui appartiennent surtout à l'enfant, incapable de résistance, de les distinguer des marbrures, des suffusions sanguines qu'on trouve dans d'autres genres de mort.

Sans doute, quelques auteurs avaient bien fait quelques réserves sur la doctrine du maître, mais elle était admise dans la science et adoptée dans sa généralité, et avec les restrictions que j'ai signalées, par les médecins appelés par la justice à résoudre ces difficiles problèmes.

D'où vient donc, depuis quelque temps, la controverse qui s'est faite sur des faits si importants ? Comment se fait-il que les taches de Tardieu se trouvent, d'après quelques auteurs, dans presque tous les cas de mort violente : pendaison, submersion, strangulation.

J'ai vu avec une vive satisfaction que la Société de médecine légale, qui affirme tous les jours sa compétence, a mis cette question à son ordre du jour (Séance du 9 mars 1874), et a nommé une Commission composée de MM. Devergie, Riant, Tenneson, Giraldès et Legroux, pour s'occuper de la valeur et de la signification en médecine légale des ecchymoses sous-pleurales.

Il est temps, en effet, que la science soit fixée à ce sujet et que l'autorité du médecin légiste, comme l'intérêt des prévenus, n'ait pas à souffrir de cette incertitude.

Ou les taches de Tardieu, bien et sainement interprétées, ont de la valeur pour établir l'asphyxie par suffocation; ou, si elles n'en ont pas, il faut rechercher d'autres signes.

Qu'on se rappelle ce qui avait lieu à l'époque du règne de l'arsenic normal.

Je ne reviendrai pas sur les observations critiques que

j'ai faites au savant rapport du Dr Legroux. Ce médecin distingué a montré une grande érudition pour recueillir tous les faits qui sont en opposition avec la doctrine de Tardieu, et qui ne se sont révélés que depuis quelques années. Je lui ai reproché d'avoir laissé dans l'ombre les opinions de ceux qui, dans leur pratique médico-légale, sont venus les confirmer et au nombre desquels je vois les noms d'hommes éminents dans la science, de professeurs de médecine légale. Je n'ose mettre mon nom à côté des leurs, parce que l'appui que je peux prêter à la doctrine du maître est bien minime.

Revenons un moment sur l'observation du Dr Page d'Edimbourg, qui lui sert de base pour établir que les taches sous-pleurales ne se forment pas toujours dans l'asphyxie par suffocation.

J'ai dit qu'elle avait été mal choisie parce que chez cet enfant, il y avait eu hémorrhagie ombilicale, et que, dans ce cas, comme je l'ai démontré expérimentalement, ces taches ne se formaient pas.

Mais depuis lors sont venues les expériences du Dr Grosclaude : un chien est tué par une section brusque faite avec un couteau à amputation passant le plus près possible de la colonne vertébrale et comprenant le carotide et la trachée. La mort a été foudroyante. On trouve vingt-quatre heures après des ecchymoses très-nombreuses sur le poumon.

En lisant cette observation qui devait me surprendre, je suis allé à l'abattoir de notre ville, où j'ai vu égorger un certain nombre de moutons en leur perforant le cou de part en part. Les viscères ayant été extraits sur l'heure, j'ai trouvé sur quelques poumons de ces animaux des marbrures et des suffusions sanguines, mais qui étaient bien différentes des taches de Tardieu observées dans la suffocation.

Sur d'autres poumons il n'y avait rien.

Frappé de cette différence, le garçon boucher m'en a donné l'explication en me disant que toutes les fois que la trachée est divisée, et cela n'arrive pas toujours, le sang s'introduit dans ce conduit et que, dès lors, dans les suprêmes efforts de l'animal pour respirer, le sang se portait à la périphérie de l'organe et formait les suffusions que j'avais remarquées.

Dans le rapport de M. le Dr Legroux, et je tiens de nouveau à faire ressortir ce fait, cet auteur dit que dans l'asphyxie par submersion, MM. Bergeron et Montano ont trouvé des ecchymoses sous-pleurales. Comme cette citation est extraite du livre de M. le Dr Lacassagne (Traité de médecine judiciaire, page 274), il aurait dû ajouter que, d'après ces médecins légistes, et M. le Dr Lacassagne a le soin de le confirmer, ces ecchymoses, qui donnent aux poumons un aspect tigré, n'ont jamais l'apparence *des ecchymoses ponctuées de la suffocation.*

M. le docteur Legroux va jusqu'à opposer M. Tardieu a lui-même (Annales, tome 50, 2° série, p. 185). L'observation 12 montre, dit-il, des *ecchymoses larges et nombreuses disséminées à la surface des poumons,* etc. (Traité sur la pendaison, page 209). M. le Docteur Legroux aurait dû ajouter que les poumons étaient gorgés de sang et que ces taches n'offraient pas le caractère de celles qu'on observe ordinairement dans l'asphyxie par suffocation.

Enfin, on veut bien nous accorder que les ecchymoses sous-pleurales sont particulièrement abondantes dans la suffocation, qu'elles le sont un peu moins dans la strangulation et encore moins dans la pendaison. (Rapport du docteur Legroux, Annales, tome 50, 2° série, page 352.)

Je ne relèverai pas le fait suivant, consigné dans le même rapport qui tantôt fait trouver à M. le Dr Lacassagne des taches de Tardieu sur le lobe supérieur du poumon gauche du caporal Lespinasse, qui fut trouvé pendu à la corde de son lit d'hôpital (345) et qui, quelques pages plus loin, nous dit que sur le caporal Lespinasse, trouvé pendu à la salle de police, M. le professeur agrégé Lacassagne, ne trouva pas non plus d'ecchymoses sous-pleurales.

Quant à la pathogénie de ces taches, je les ai attribuées à des efforts respiratoires violents. M. le Dr Page partage aussi cette opinion, M. le Dr Legroux les attribue plutôt au trouble du système nerveux, avec excès de pression dans les vaisseaux et état anormal du sang (Rapport, page 357).

Avouons avec lui que la question du mécanisme des ecchymoses sous-pleurales est fort complexe et encore très-difficile à résoudre (Page 352).

Je termine par une simple question;

Que deviennent les taches sous-pleurales lorsque le poumon devient emphysémateux par le fait de la putréfaction ?

Je suis porté à penser qu'elles disparaissent par le soulèvement de la plèvre vis-à-vis la petite tache hémorrhagique. J'ai soupçonné ce fait une fois, et il y a là quelques recherches à faire. (1)

Je suis, Monsieur et honoré confrère, avec un entier dévouement.

Tout à vous.   S. Caussé.

II.

NOTE DE M. LEGROUX.

M. Caussé, dans plusieurs lettres adressées à la Société de médecine légale, a déjà soulevé contre le rapport de M. Legroux la plupart des objections qu'il reproduit ici.

Dans la séance du 9 décembre 1878, M. Legroux répondit par une note qui est actuellement sous presse et que son importance nous oblige à reproduire en son entier :

Question de priorité; rectifications à propos du rapport
lu au Congrès médico-légal.

M. le Dr Séverin Caussé, d'Albi, membre correspondant de notre Société, a adressé, à l'occasion de la nomination de la commission des ecchymoses sous-pleurales et du rapport que j'ai lu l'année dernière, une brochure intitulée : *De l'asphyxie par suffocation et des rapports de ce genre de mort avec l'hémorrhagie du cordon ombilical*, et de plus, plusieurs lettres datées du 20 juillet 1874. du 2 octobre et du 7 décembre 1878.

(1) S. Caussé. Preuves de la vie. p. 18. H. C.

Ce travail et ces lettres ont pour but .

1° D'établir la priorité de la constatation des taches sous-pleurales dans l'asphyxie, priorité que M. Caussé tend à s'approprier.

2° De faire savoir que M. Caussé partage absolument la doctrine de Tardieu et que le rapport lu à la Société de médecine légale a négligé volontairement de citer le noms de ceux qui adhérent à cette doctrine, alors qu'il relève avec soin tous les noms de ceux qui s'en écartent et la considérent comme trop absolue et par conséquent dangereuse en médecine légale.

3° Enfin de discuter le fait scientifique, d'en chercher l'explication, et de maintenir que les taches de Tardieu sont bien réellement le signe anatomique de la suffocation.

Ces documents m'ont été remis en temps et lieu par notre secrétaire-général; j'ai lu les uns lorsque je me suis occupé des recherches nécessaires à la rédaction de mon rapport, et j'ai pris connaissance des autres, après lecture de mon rapport, pour pouvoir répondre à quelques points soulevés par notre bien estimé collègue M. le Dr Caussé.

De son mémoire je vous parlerai peu; vous le connaissez : l'auteur y démontre que dans l'infanticide par l'asphyxie produite par la suffocation, les signes donnés par Tardieu comme caractéristiques de cette mort (taches sous-pleurales) peuvent manquer lorsque, dans des circonstances données exceptionnelles, une hémorrhagie vient à se faire jour au moment de l'asphyxie par le cordon ombilical mal lié, ou simplement coupé, ou arraché.

Dès lors l'auteur se demande s'il ne faut pas invoquer d'autres signes que les ecchymoses sous-pleurales tels que violences et ecchymoses autour de la bouche, coloration violacées des lèvres, etc., pour établir l'infanticide.

En cela, M. Caussé se trouve en rapport avec l'opinion que nous avons défendue dans notre travail, à savoir que le médecin légiste doit s'entourer de toutes les preuves matérielles, anatomiques du crime, et ne pas s'en rapporter exclusivement à une lésion unique, parce que cette lésion peut manquer, qu'alors elle cesse d'être pathognomonique de la suffocation.

Partisan de la doctrine de Tardieu, M. Caussé cherche donc à démontrer ce fait que les taches sous-pleurales peuvent manquer lorsqu'une hémorrhagie par le cordon a eu lieu, et il produit plusieurs observations médico-légales et une expérience sur cinq petits chiens nouveau-nés qu'il a suffoqués en même temps qu'on leur ouvrait l'artère crurale. Je ne veux pas discuter maintenant la valeur de ces observations ou expériences, bien qu'il soit facile de faire valoir que les enfants ou les chiens dont il est question sont peut-être morts plus par hémorrhagie ou syncope que par suffocation ou strangulation.

Je ne veux, en ce moment, qu'indiquer que M. Caussé, dans ce mémoire, a étudié à un point de vue restreint la question des ecchymoses sous-pleurales, et c'est ce qui explique que je n'ai pas fait mention particulière de ses opinions dans le rapport que je vous ai présenté.

Tout au plus aurais-je dû, ajouterai-je pour satisfaire au légitime désir exprimé par M. Caussé de se voir compté au nombre des partisans de la doctrine de Tardieu, le citer parmi ceux qui ont signalé des premiers l'existence de taches sur les poumons d'enfants suffoqués, ainsi qu'il le déclare dans sa brochure et qu'il le revendique dans ses lettres. C'est ici qu'intervient la question de priorité. M. Caussé, en effet, dans un rapport médico-légal du 4 août 1842, nota l'existence de *plusieurs ecchymoses sous-pleurales* dans un cas d'asphyxie opérée par *pression sur la bouche et surtout à la région antérieure du cou.*

Si, de son côté, M. Caussé, à Albi, signalait sommairement les taches sous-pleurales sans leur assigner de signification, Bayard les avait notées avant lui dans un rapport daté de 1841, qu'il publia dans son Manuel de médecine légale, en 1843, toujours sans leur assigner une valeur précise, mais sur lequel il revint en 1847 avec la préoccupation évidente qu'il y avait là une lésion en rapport avec l'asphyxie.

Ceci explique qu'à la page 14 de mon rapport je n'aie cité que Bayard comme ayant signalé ces lésions le premier.

S'il est juste cependant de dire que M. Caussé (1842) presqu'en même temps que Bayard (1841) notait l'existence d'ecchymoses sous-pleurales, il ne serait pas équitable de leur en attribuer la découverte, car notre éminent et savant collègue M. Devergie a publié deux observations dont l'une, du 6 septembre 1836, indique l'existence de taches rosées, disséminées sur le fond violacé du poumon, et dont l'autre, plus précise, du 2 août 1838, mentionne que la surface des poumons était *tachetée de petites ecchymoses superficielles arrondies de une ligne à une ligne et demie de diamètre.*

Si donc on voulait faire une gloire de la constatation d'une lésion dont on n'avait pas, avant Tardieu, cherché à préciser la valeur médicale, nous dirions : 1° qu'à M. Devergie appartient la première publication de cette lésion, comme ayant une signification corroborante d'autres signes d'asphyxie ; 2° que Bayard a signalé des taches sous-pleurales, en 1841, dans un rapport sur un cas d'infanticide ; 3° que M. Caussé les a également constatées en 1842, et que par conséquent l'une de ces réclamations ne nous semble pas fondée. Et nous maintiendrons qu'avant Tardieu (1855) cette lésion n'avait pas encore pris la valeur qu'il a voulu lui attribuer comme moyen distinctif de l'asphyxie par suffocation.

Le deuxième point qui ressort des communications de notre honorable correspondant d'Albi me touche plus directement puisqu'il me reproche de ne pas avoir cité ceux qui viennent renforcer, s'il est possible, l'opinion de Tardieu. Mais je pense pouvoir apaiser facilement l'irritation qui se révèle dans sa lettre du 2 octobre, en lui disant que je n'ai nullement eu le parti-pris de passer son nom sous silence, ce qui eût été scientifiquement malhonnête, mais que la doctrine dont je cherchais à démontrer le dangereux absolutisme appartenait à Tardieu exclusivement. C'est contre Tardieu que j'accumulai mes arguments, sans me croire obligé de citer les noms de tous ceux qui ont accepté et partagent encore les opinions du maître, tandis que j'avais soin, pour la défense de mon opinion, de grouper tous les auteurs qui, aujourd'hui, combattent la théorie absolue des ecchymoses sous-pleurales. Mon respecté confrère d'Albi, dont j'apprécie très-haut les consciencieux travaux, voudra bien reconnaître que dans mon argumentation, je me suis tenu dans la conception la plus générale de la valeur des ecchymoses sous-pleurales, et que si j'avais voulu discuter tous les points de détail, l'infanticide en particulier, les hémorrhagies par le cordon, j'aurais été entraîné infiniment trop loin.

D'ailleurs, plusieurs thèses très-importantes, tant par les recherches bibliographiques nombreuses que par le soin avec lequel les différentes opinions des auteurs, celles de M. Caussé en particulier, sont discutées, ont été soutenues à la Faculté depuis mon rapport : je citerai seulement les travaux de M. Dechoudans et de M. Vicq. M. Caussé me reproche également de n'avoir pas, en citant le travail de MM. Bergeron et Montano, donné exactement l'opinion de ces deux auteurs sur la valeur des ecchymoses. J'ai dit, ce qui est exact, qu'ils avaient trouvé des ecchymoses dans la submersion : cela suffisait pour moi.

Il y a des ecchymoses ponctuées, tigrées, lenticulaires, en coup d'ongle, de petites ecchymoses enfin ; donc, la lésion, quelle que soit sa forme, sa dissémination, sa disposition, peut se rencontrer ailleurs que dans l'asphyxie par suffocation. C'est tout ce que je veux prouver, car je n'ai d'autre but que de démontrer que la loi absolue, fatale, de Tardieu peut conduire à des aveux judiciaires très-redoutables. Si la distinction des ecchymoses qui ont la suffocation pour cause repose uniquement sur l'aspect granité ou ponctué, on en semis du poumon, je dis que cette distinction est trop délicate pour qu'on en puisse faire un signe absolu.

Le troisième point qui se dégage de la correspondance de M. Caussé est relatif au fait en lui-même, à la valeur des taches de Tardieu. J'ai présenté dans mon rapport les observations qui me paraissaient et ont paru, également à la Société et au Congrès de médecine légale, infirmer dans une certaine mesure la doctrine de Tardieu ; je ne reviendrai pas à cette discussion que M. le Dr Caussé retrouvera enrichie de réflexions nouvelles, de faits importants, de discussions approfondies sur la présence des ecchymoses dans la suffocation, la pendaison, la submersion, etc..., dans les deux thèses que j'ai citées plus haut, et surtout dans celle de M. Dechoudans, thèses dont les conclusions sont conformes à celles qui terminent mon rapport.

Je propose à la Société de conserver, pour les annexer au dossier de cette importante question qui reviendra sous peu à l'ordre du jour, les lettres de M. Caussé dans lesquelles il discute avec sagacité les expériences de Page, d'Edimbourg.

On le voit, la lutte est loin encore d'être finie. Pour nous, nous croyons avoir répondu, dans notre travail, à quelques-unes des objections de M. Caussé, et lui avoir donné les satisfactions qu'il réclamait à juste titre. La réponse de M. Legroux nous dispense de nous étendre plus longtemps sur ce sujet. Cependant nous ne partageons pas l'opinion de cet éminent observateur sur les expériences de M. Caussé.

Quant à la question que pose M. Caussé : Que deviennent les taches sous-pleurales lorsque le poumon devient emphysémateux par le fait de la putréfaction ? Nous n'y répondons pas de la même façon. Nous croyons, en effet, que les taches ponctuées se transforment alors en suffusions (1). Il y a évidemment là une étude spéciale à faire.

(1) V. plus haut, p. 23.

INDEX BIBLIOGRAPHIQUE

1 79. THEOPHILI BONETI, med. doct., sepulchretum, sive anatomia practica ex cadaveribus morbo donatis. Genève, 2 vol. in-fol. Lib. II, sect. II, obs. XXIII et XXXI.

1704. LITTRE. Hist. de l'Acad. R. des Sc., obs. anat. 2.

1762. MORGAGNI. De sedibus et causis morborum per anatomen indagatis. Epist. XIX.

1769. WEPFER. Cicutæ aquaticæ historia et noxæ, p. 298.

1837. OLLIVIER D'ANGERS. Ann. d'hyg. et de méd. lég., t. XVIII, p. 485.

1840. DEVERGIE. Tr. de méd. lég., t. I, p. 734 à 736.

1840. BAYARD et NOTHNAGEL. Ann. d'hyg., t. XXIV, p. 331.

1844. BAYARD. Manuel de méd. lég.

1847. BAYARD. Ann. d'hyg. et de méd. lég., t. XXXVII, p. 455.

1848. BAYARD. Ann., t. XXXIX, p. 240. Consid. méd. lég. sur l'asph.

1848. ORFILA. Traité de méd. lég., 4e édit., t. II, p. 441.

1852. DEVERGIE. Tr. de méd. lég., obs. IX et X, p. 492 et 493, t. I.

1855. TARDIEU. Ann. d'hyg., t. IV, p. 378. Mémoire sur la mort par suffocation.

1856. FAURE. Arch. gén. de méd., t. VII, p. 40 et 301.

1858. BLANCHARD. Consid. méd. lég. sur les diff. genres de mort viol. confondus sous le nom d'asphyxie. Th. de Paris.

1861. TOULMOUCHE. Ann., t. XVI, p. 364. Mémoire sur l'infanticide et la grossesse cachée.

1862. SIMON DE BERLIN. De l'import. en just. des ecchym. ponctuées sous-pleur. Gazette hebdomad., p. 102.

1862. BRIERRE. Bul. de la Soc. anat., p. 114.

1862. CASPER. Traité de méd. lég., t. II, p. 323.

— 100 —

1863. J.-B. Garibaldi. Esame della nuova dottrina di Tardieu sulle morti per strangolazione e per soffocazione.

1864. Maschka. Allg. med. central zeitung (mai). Des ecchym. sous-sér. chez les n.-nés.

1866. Schiff. Leçons sur la physiol. du syst. nerv. encéphalique.

1867. Desgranges. Gaz. des hôp., 9 nov.

1867. Liman. Ann. d'hyg., t. XXVIII, p. 388.

1867. Sabinski. Signif. méd. lég. des ecchym. de Tardieu dans la mort par suff.

1867. Damaschino. Des dif. formes de la pneumonie aiguë chez les enf., p. 36. Th. de Paris.

1868. Blanckaert. Des complic. de la rougeole chez les enfants. Th. de Paris.

1868. Tardieu. Ann. d'hyg., t. XXIX, p. 104.

1868. Ogston. British medical journal (septembre).

1869. Caussé d'Albi. Ann. d'hyg., t. XXXII, p. 122. De l'asph. par suffoc. et des rapp. de ce genre de mort viol. avec l'hé-morrh. du cord. ombilical.

1870. Tardieu. Etude sur la pend., la strang. et la suff., p. 250.

1870. Voisin. Dict. de méd. et de chir. prat., t. XIII, p. 610.

1870. Brown-Séquard. Soc. de biol.

1870. Charcot. Comptes-rend. de la Soc. de biol.

1870. Liouville. C.-r. de la S. de biol.

1870. Ranvier. Soc. de biol.

1872. Charcot. Leç. sur les mal. du syst. nerv., t. I, p. 112.

1872. Hestrées. Et. sur le coup de chaleur, p. 60 et 86. Th. de Paris.

1873. Girard, de Grenoble. Gaz. hebd.

1873. Page, d'Edimbourg. On the value of certain signs observed in cases of suffocation.

1873. Brown-Séquard. Gaz. hebd., p. 390.

1873. Vulpian. Soc. de biol., 19 juil.

1874. Riant. Ann. d'hyg., t. XLII, p. 180.

1874. Tenneson. Ann. d'hyg., t. XLII, p. 161.

1874. Lancereaux. Traité de la syphilis, p. 426.

1875. Behrend. Ann. d'hyg., t. XLIV, p. 217.

1876. Champouillon et Frédet. Ann. d'hyg., t. XLVI, p. 133.

1877. Pinard. Ann. d'hyg., t. XLVIII, p. 546.

1877. Grosclaude. De la val. méd-lég. des ecchym. sous-pleur. Th. de Paris.

1877. Bergeron et Montano. Ann. d'hyg., t. XLVIII, p. 353.

1877. Bellini e Filippi. Biblioteca medico-legale, t. II, p. 216. Pisa.

1878. Lacassagne. Précis de méd. judiciaire.

1878. Paul Bert. Pression barométrique, p. 758.

1878. Legroux. Des ecchym. sous-pleur., etc.

1878. Dechoudans. Contrib. à l'ét. des ecchym. sous-pleur., etc. Th. de Paris.

1878. Vicq. Contr. à l'ét. méd.-lég. et surtout Pathogén. des ecchym. Th. de Paris.

1878. Cliquet. Des ecchym. sous-pleur. etc. Trib. méd., n° 504, et seq.

1878. Bento de Sousa, de Sousa Martins, e da Camara Cabral. Questào de peritos. A med. legal no proc. Joanna Pereira. Lisboa, 2 vol.

1878. Da Camara Mello Cabral, da Rocha, de Sousa Nazareth. Quesitos e respostas. Coimbra.

1878. Caussé et Bergeron. Empoisonn. par la strychnine, p. 7. Paris. J.-B. Baillière.

1878. Caussé. Des preuves de la vie en mat. d'infant., p. 18. Paris. J.-B. Baillière.

1878. J.-J. Picot. Les grands processus morbides, t. II, p. 45.

1879. Legroux. Ann. d'hyg., 3e série, t. II, p. 163. Question de priorité, etc.

FIN DE L'INDEX.

TABLE DES MATIÈRES

Paris. — A. PARENT, imprimeur de la Faculté de Médecine, rue M.-le-Prince, 29-31.

BOUCHUT. — **Traité pratique des maladies des nouveau-nés, des enfants** à la mamelle et de la seconde enfance, par le docteur E. BOUCHUT, médecin de l'hôpital des Enfants malades. 7e *édition*. 1 vol. in-8, XVI-1128 pages, avec 179 figures. 18 fr. »

BRIAND et CHAUDÉ. — **Manuel complet de Médecine légale**, par J. BRIAND et Ernest CHAUDÉ, contenant un *Traité élémentaire de chimie légale*, par J. BOUIS, professeur de toxicologie à l'Ecole de pharmacie de Paris, 10e *édition*, Paris, 1879, 2 vol. grand in-8 ensemble VIII-1603 pages avec 5 planches gravées et 37 figures. 24 fr. »

DESPINE et PICOT. — **Manuel pratique des maladies de l'enfance**, par A. DESPINE, professeur à l'Université de Genève, et C. PICOT, médecin de l'infirmerie du Prieuré de Genève. 2e *édition* 1879, 1 vol. in-18 jésus, VIII-656 pages. 6 fr. »

GALLARD (T.). — **Clinique médicale de la Pitié**, par le docteur T. GALLARD, médecin de la Pitié. Paris, 1877, 1 vol. in-8, avec 25 figures. 10 fr. »

HASSAN (Ibrahim). — **De l'examen du cadavre** en médecine légale. 1869, 1 vol. gr. in-8, 360 pages. 5 fr. »

HOFFMANN (E.). — **Nouveaux éléments de médecine légale**, par E. HOFFMANN, professeur de médecine légale à l'Université de Vienne, traduit par le docteur Lévy, avec une introduction et commentaires, par le docteur P. BROUARDEL, professeur de médecine légale à la Faculté de Paris. 1880, 1 vol. in-8 de 700 pages et 50 figures.

POILROUX. — **Manuel de médecine légale criminelle**. 2e *édition*. Paris, 1837, in-8. 4 fr. »

TARDIEU. — **Etude médico légale sur les maladies produites accidentellement ou involontairement** par imprudence, négligence ou transmission contagieuse, comprenant l'histoire médico-légale de la syphilis, par Ambroise TARDIEU, professeur de médecine légale à la Faculté de médecine de Paris, Paris, 1879, 1 vol. in-8 de 288 pages. 4 fr. »

— **Etude médico-légale sur les blessures**, comprenant les blessures en général et les blessures par imprudence, l'homicide et les coups involontaires. Paris, 1879, 1 vol. in-8 de 500 pages. 6 fr. »

— **Etude médico-légale et clinique sur l'empoisonnement**. 2e *édition*, 1875, 1 vol. in-8, XXII-1072 pages, avec 53 fig. et 2 planches. 14 fr. »

— **Etude médico-légale sur la folie**. 2e *édition* 1880, 1 vol. in-8 de XXII-610 pages, avec 15 facsimiles d'écriture d'aliénés. 7 fr. »

— **Etude médico-légale sur la pendaison, la strangulation et la suffocation**. 2e *édition* 1879, 1 vol. in-8 de XII-352 pages, avec pl. 5 fr. »

— **Etude médico-légale sur les attentats aux mœurs**, 7e *édition*. 1878, in-8 de VIII-304 pages, avec 5 planches. 5 fr.

— **Etude médico-légale sur l'avortement**. 3e *édition*, 1868, in-8, VIII-280 pages. 4 fr.

— **Etude médico-légale sur l'infanticide**. 2e *édition*, Paris, 1879, 1 vol. in-8, avec 3 planches coloriées. 6 fr. »

— **Questions médico-légales de indentité**, dans ses rapports avec les vices de conformation des organes sexuels, 2e *édition*. 1874, 1 vol. in-8 de 176 pages. 3 fr. »

VERNOIS. — **De la main des ouvriers et des artisans**, au point de vue de l'hygiène et de la médecine légale. Paris, 1862, in-8, avec 4 planches chromolithographiées. 3 fr. 50

Paris. — A. PARENT, imp. de la Faculté de Médecine, r. M.-le-P.ince, 29-31.